Lernen Sie uns kennen – Wir begleiten Sie durchs Buch

„Erfahrungsberichte helfen mir besonders. Natürlich weiß ich, dass jeder Diabetiker anders ist, sich Erfahrungen anderer nicht 1:1 übertragen lassen. Aber ich finde darin wichtige Anregungen und es motiviert mich dazu, auf mich zu achten."

Jan Christen

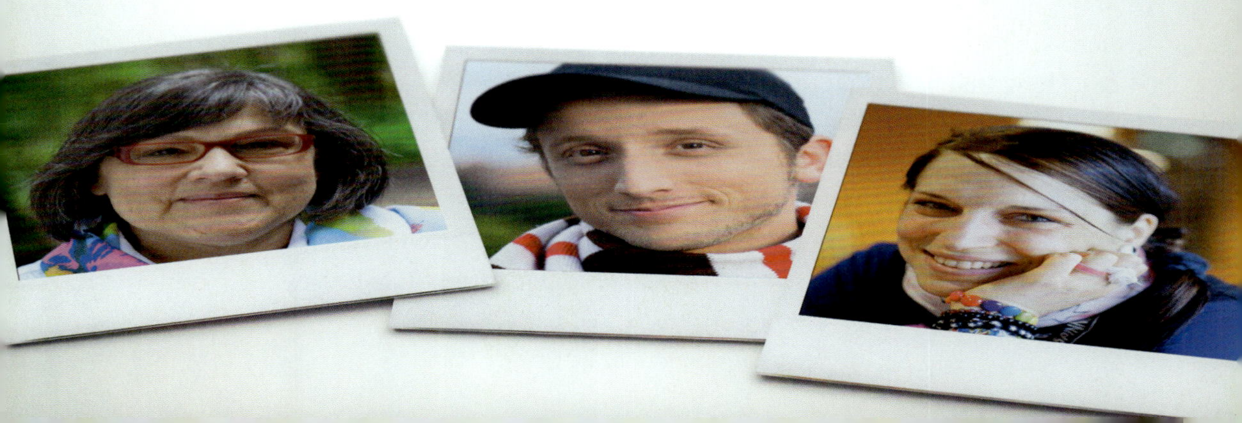

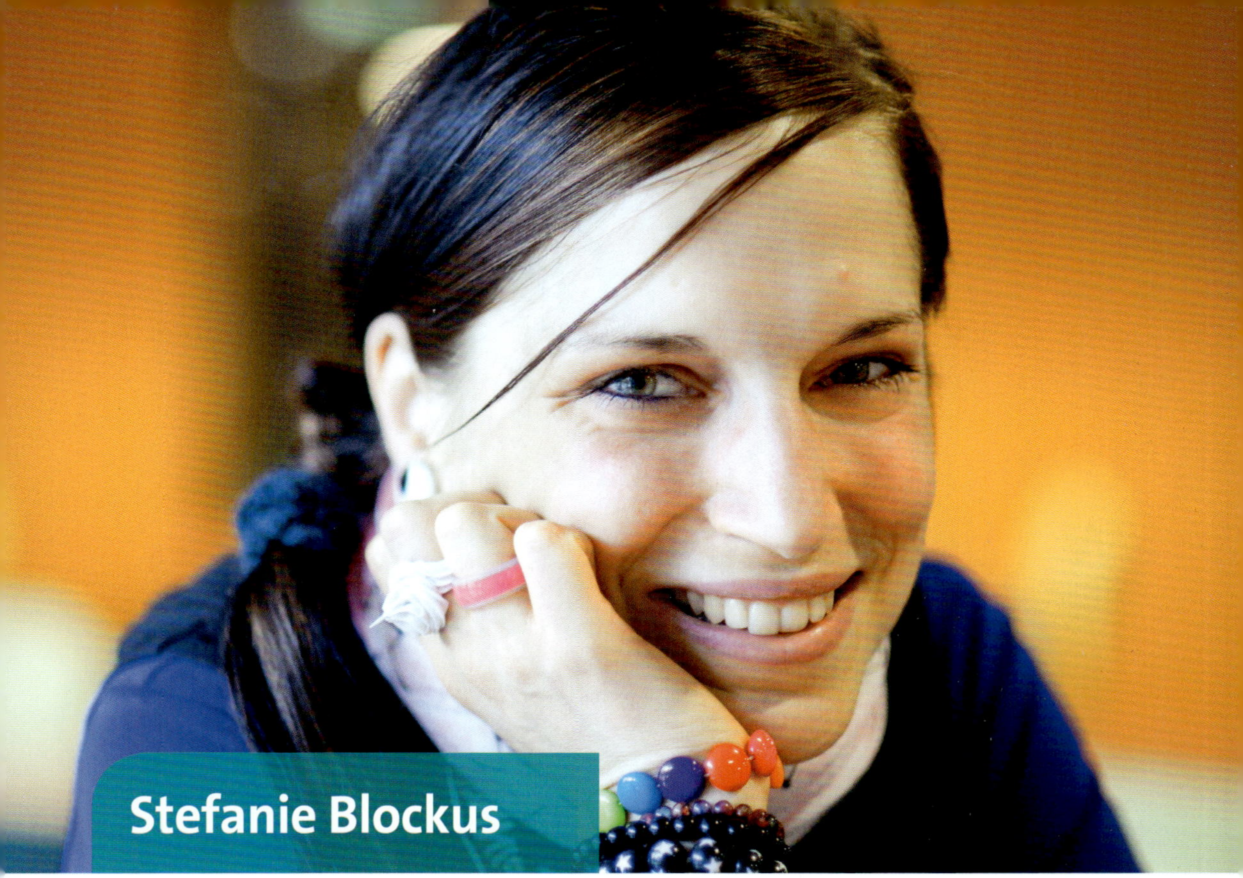

Stefanie Blockus

Stefanie Blockus hat eine sehr klare Vorstellung, wie sie ihr Leben gestalten möchte. Leistungssport ist dabei ein wesentlicher Faktor. Eigenwillig und ehrgeizig wie sie ist, geht sie oft an ihre Grenzen. Das ist angesichts ihrer stark schwankenden Blutzuckerwerte schwierig, manchmal riskant. Doch sie hat immer das Gefühl, sie müsse mehr leisten als andere, um trotz ihrer Krankheit anerkannt zu werden. Das gilt für den Sport, aber auch für den Beruf. Strenge Einhaltung aller Regeln, Auflehnung, Angst – all diese Phasen hat sie bereits durchlebt.

Die passionierte Sportlerin wurde 1982 in Gifhorn geboren. Im Alter von 14 Jahren erhielt sie die Diagnose Diabetes Typ 1. Weil ihr Körper sehr empfindlich auf Insulin reagiert, muss die Therapie immer wieder angepasst werden, ist kaum ein Tag wie der andere.

Stefanie Blockus lebt mit ihrem Mann Hendrik und ihrer Katze Miaule in Hannover. Die Diplom-Redakteurin arbeitet in den Bereichen Öffentlichkeitsarbeit und Unternehmensentwicklung für ein Ratingunternehmen, schreibt freiberuflich für die Pharmaindustrie und gibt Kurse in Fitnessstudios. In ihrem Internet-Blog www.diabetes-leben.com schreibt sie in ihrer Freizeit über ihren Alltag mit Diabetes. Wie ein roter Faden zieht sich die Erkrankung durch alle Bereiche ihres Lebens. Natürlich hofft sie, dass ihre Krankheit irgendwann heilbar sein wird. Sie sagt aber auch, der Diabetes habe sie zu dem Menschen gemacht, der sie heute ist: zielstrebig, gesundheitsbewusst, neugierig und offen für alles Neue.

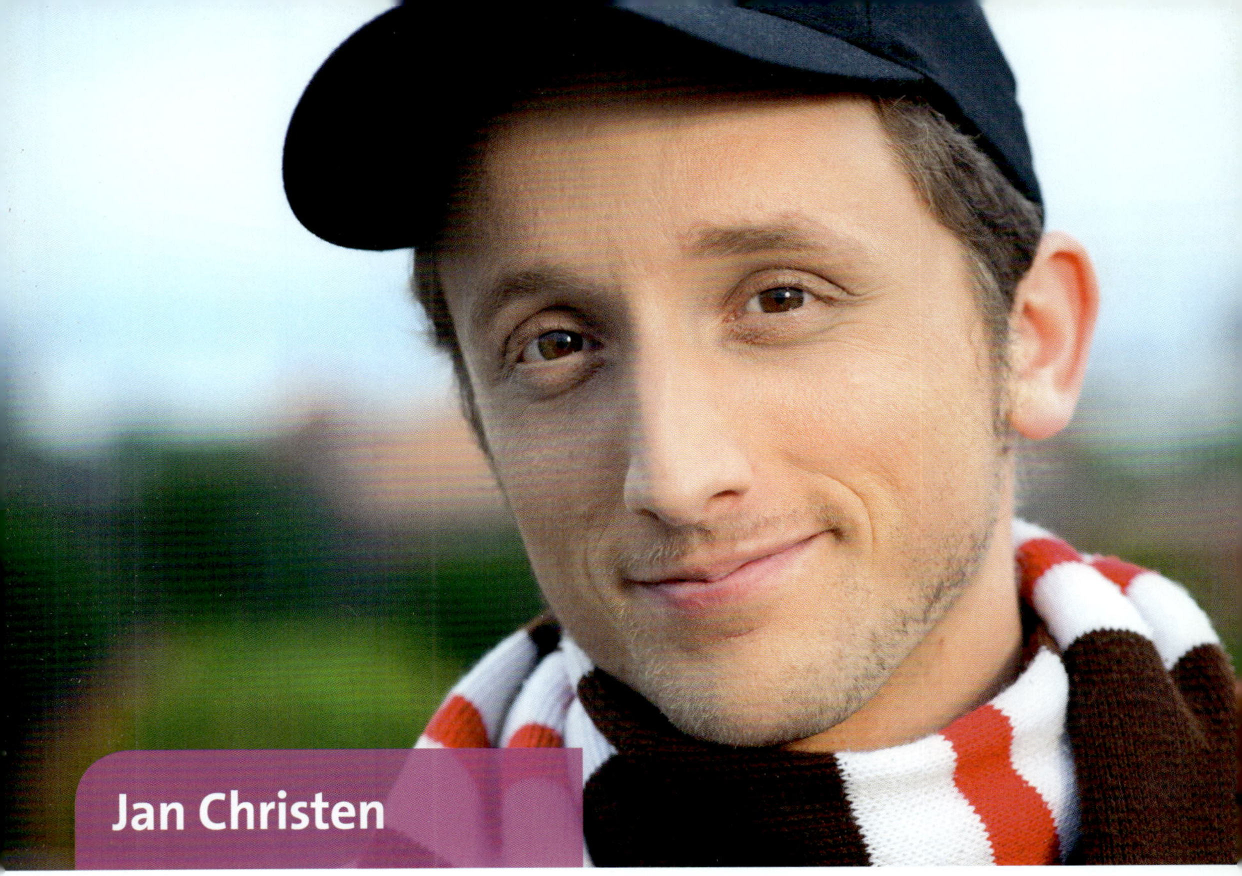

Jan Christen

Jan Christen betrachtet seinen Diabetes als einen vieler Faktoren, die sein Leben ausmachen. Er beschreibt ihn als Dämon, der im Februar 2010 zur Untermiete in sein Leben eingezogen ist, ein Dämon, der sehr stört, dem er aber nicht die Gewalt über sein Leben einräumt.

Bis zu seiner Erkrankung hat Jan Christen sich Diabetiker immer grauhaarig und mit Gesundheitsschuhen vorgestellt, niemals mit Chucks und bunt gefärbten Haaren. Der Jahrestag seiner Diagnose ist für ihn ein zweiter Geburtstag, weil an diesem Tag sein neues Leben begann. Nach dem Klinikaufenthalt zog er wieder zu seinen Eltern und gestaltet das Zusammenleben mit ihnen ähnlich wie in einer Wohngemeinschaft. Sein Traum: in einer eigenen Wohnung zu leben mit Hund, möglichst einem Diabetikerhund. Das würde ihm ein Stück mehr Sicherheit geben, nicht unbemerkt in eine Stoffwechselentgleisung zu geraten, und ihn noch stärker motivieren, sich regelmäßig zu bewegen.

Der Heilerziehungspfleger wurde 1982 in Braunschweig geboren und arbeitet heute in einer Kindertagesstätte mit einer Gruppe, die von Kindern mit und ohne Behinderung besucht wird. Die Kinder seiner Gruppe wissen, dass er sich wegen einer Krankheit regelmäßig „in den Finger piksen und sich Medizin spritzen" muss. Von Beginn an ist er mit dem Diabetes offensiv umgegangen. Seine Erfahrung: Freunde, die Bescheid wissen, helfen, sich nicht zu sehr einzuigeln in seiner Diabetes-Welt. Er setzt auf den Austausch mit anderen Betroffenen – im Internet und einem von ihm mit initiierten Stammtisch junger Typ-1-Diabetiker.

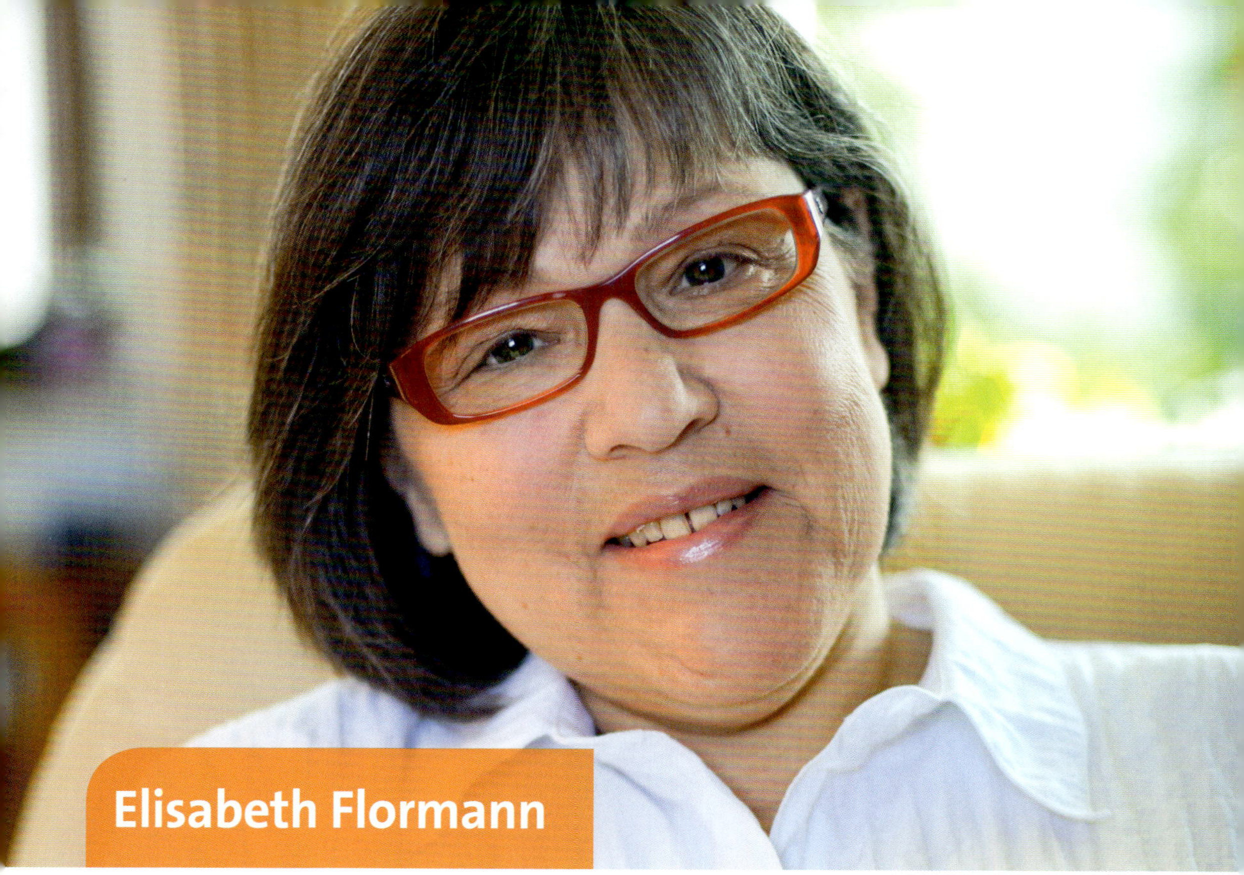

Elisabeth Flormann

Elisabeth Flormann ist eine Kämpferin, die nie aufgibt. Deshalb hat sie auch ihr Leben lang mit dem Diabetes gerungen. Der Diabetes blieb ein Eindringling, den sie dulden muss, der aber nicht zu ihr gehört. Lange hätte sie die Krankheit am liebsten vor anderen verborgen. Heute kann sie über ihre Erfahrungen mit dem Diabetes sprechen.

Sie wurde 1953 in Österreich geboren, ist später an den Niederrhein gezogen. Mit neun Jahren erkrankte sie an Diabetes Typ 1. Weil ihre Bauchspeicheldrüse kein Insulin mehr bilden kann, steuert Elisabeth Flormann seit über 50 Jahren ihren Blutzucker selbst. 1983 begann sie mit einer intensivierten Insulintherapie, die ihr das Leben mit dem Diabetes wesentlich erleichterte. Sie verfolgt die Fortschritte in der Behandlung sehr genau und empfindet den heutigen Umgang mit der Erkrankung als wesentlich einfacher als früher. Dennoch fehlt ihr in der öffentlichen Wahrnehmung der Blick auf die kleinen und großen Probleme, die der Alltag für Diabetiker und deren Familien mit sich bringt.

Elisabeth Flormann lebt im Sauerland, ist verheiratet, hat einen erwachsenen Sohn und unterrichtet Biologie und Chemie an einem Gymnasium. Um die Jahrtausendwende aß sie ihr erstes Nicht-Diät-Eis. Das war nicht nur geschmacklich ein großes Ereignis, sondern auch ein ganz neues Freiheitsgefühl. Stück für Stück hat sie sich seither noch mehr solcher Freiheiten erobert.

1

Was Ihnen AOK-Curaplan Diabetes Typ 1 bietet

> „Man müsste viel mehr mit den Leuten an der Basis sprechen, die mit den Problemen kämpfen. Nicht vordringlich die zu Wort kommen lassen, die nur über die Probleme sprechen, ohne sie selbst zu kennen.“
>
> **Elisabeth Flormann**

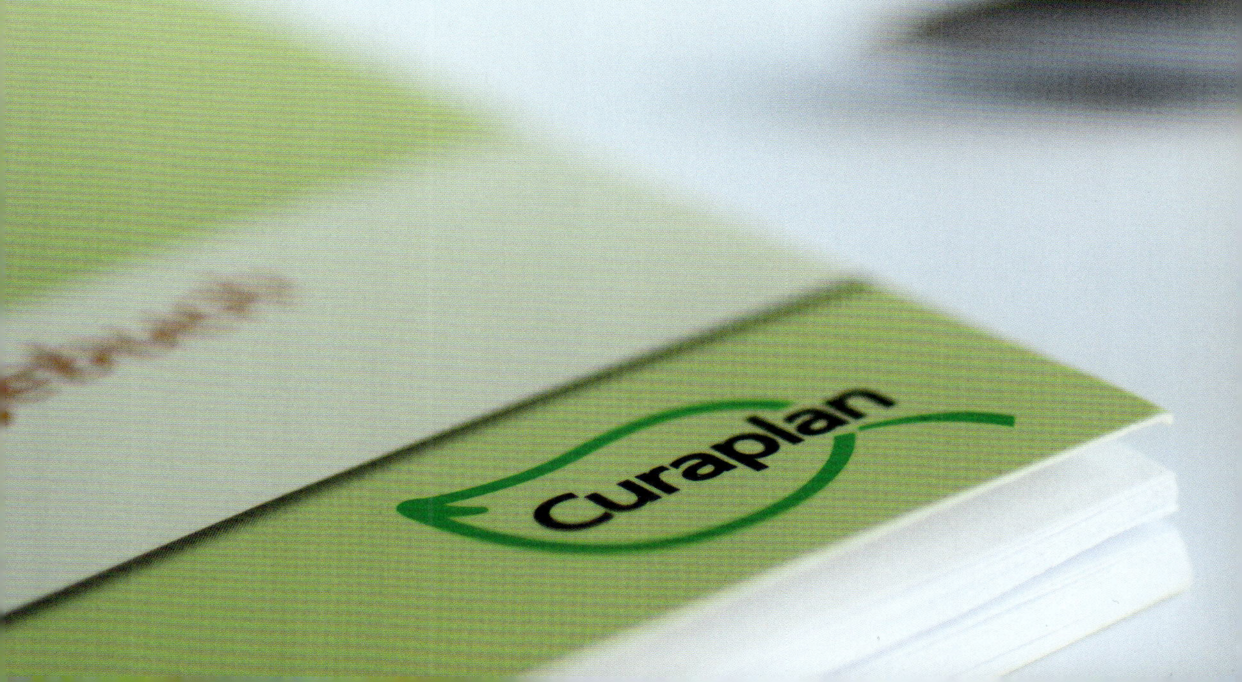

Diabetes ist meine Sache: Diesen Titel trägt ein Buch des Psychologen Axel Hirsch, der selbst Diabetiker ist, über den Umgang mit der Erkrankung. Sie werden ihm zustimmen. Sie sind Ihr eigener Experte. Diabetes ist Teil Ihres Alltags. Sie wissen, wie Ihr Körper auf Insulin reagiert und wie sich Essen und Bewegung auswirken. Trotzdem werden Sie den Rat Ihres behandelnden Arztes und anderer Diabetes-Fachleute suchen, nicht nur bei Kontroll-Untersuchungen. Denn auch nach Jahren kann Diabetes neue körperliche oder seelische Probleme aufwerfen. Ärzte, Diabetesberater, Ernährungswissenschaftler, Psychologen und Krankenkassen-Mitarbeiter kümmern sich um medizinische Lösungen, unterstützen Sie aber auch in allgemeinen gesundheitlichen und sozialen Fragen. Ihre Erfahrung, verknüpft mit dem Wissen dieser Experten, erleichtert Ihnen das Leben mit dem Diabetes und seinen Folgen.

Bei AOK-Curaplan gehen Forschung und Praxis Hand in Hand.

Die AOK hält für Sie ein besonderes Angebot bereit: das Disease-Management-Programm (DMP) Diabetes Typ 1 mit dem Namen AOK-Curaplan, das speziell auf die Bedürfnisse von Patienten mit Diabetes Typ 1 zugeschnitten ist. Das strukturierte Behandlungsprogramm stellt Sie mit Ihren Fähigkeiten, Kenntnissen und Ihrer Entscheidungskraft in den Mittelpunkt. Ihnen zur Seite stehen Profis. AOK-Curaplan sorgt dafür, dass Sie eine auf Ihre persönliche Situation abgestimmte Behandlung erhalten, deren Ziele Sie gemeinsam mit dem Arzt festlegen. Sie werden so informiert, dass Sie Ihre Situation verstehen und entsprechend handeln können. In dem Programm werden gesicherte Forschungsergebnisse zügig in die Praxis umgesetzt und die reibungslose Zusammenarbeit der Fachleute organisiert.

Zusammen sind Sie stärker

Im AOK-Curaplan Diabetes Typ 1 spielt Ihr behandelnder Arzt eine zentrale Rolle. In der Regel hat er eine Zusatzausbildung in Diabetologie, kennt sich mit der Zuckerkrankheit besonders gut aus. Eher selten ist der behandelnde Arzt im strukturierten Programm ein Hausarzt ohne Zusatzqualifikation. Fragen Sie Ihren Arzt, ob er bei AOK-Curaplan Diabetes mitmacht. Die AOK vermittelt Ihnen gerne einen Arzt, der daran beteiligt ist. Der von Ihnen gewählte Arzt koordiniert die Behandlung. Er berät und unterstützt Sie. Er klärt Sie über Nutzen und Risiken der

Therapie auf. Sie legen mit ihm gemeinsam die Ziele Ihrer Behandlung fest. Wenn es das Programm vorsieht oder Ihre gesundheitliche Situation es erfordert, überweist Sie der behandelnde Arzt an einen anderen Spezialisten. Das kann beispielsweise ein Augenarzt sein, um regelmäßig den Augenhintergrund zu untersuchen, oder ein medizinischer Fußpfleger, wenn Ihre Füße durch den Zucker bedroht sind.

Zu den diabetologisch qualifizierten Ärzten zählen zum Beispiel Fachärzte für Endokrinologie. Auch Internisten, Allgemeinmediziner und Fachärzte für Kinder- und Jugendheilkunde mit einer Anerkennung als Diabetologe DDG oder einer vergleichbaren Qualifikation sind auf die Therapie von Diabetes spezialisiert. Fundierte Ausbildung und Erfahrung allein genügen nicht für eine gute Therapie, auch die Chemie zwischen Arzt und Patient muss stimmen.

Das Netz der Fachleute

Im AOK-Curaplan Diabetes Typ 1 sorgt der Arzt, der Ihre Behandlung abstimmt, dafür, dass Sie in jeder Situation in die richtigen Hände kommen. Er überweist Sie, wenn seine eigene Qualifikation dafür nicht ausreicht ...

- ... zur augenärztlichen Untersuchung, insbesondere zur Untersuchung der Netzhaut.
- ... wenn Sie unter diabetischem Fußsyndrom leiden, an eine Einrichtung, die für die Behandlung des diabetischen Fußes qualifiziert ist.
- ... bei geplanter oder bestehender Schwangerschaft an eine in der Betreuung von Schwangeren mit Diabetes qualifizierte und erfahrene Einrichtung.
- ... wenn Ihr Blutdruck erhöht ist und innerhalb eines halben Jahres trotz Therapie nicht dauerhaft unter Werte von 140/90 mmHg sinkt, zum Facharzt, der für die Bluthochdruckbehandlung besonders qualifiziert ist.
- ... zur Einleitung einer Insulinpumpentherapie an eine mit dieser Therapie erfahrene diabetologisch qualifizierte Einrichtung.
- ... zu einem Facharzt für Nierenerkrankungen (Nephrologe), wenn die Nieren nicht richtig arbeiten (erhöhte Kreatinin-Werte).
- ... zum Spezialisten für Herz- oder Gefäßkrankheiten, wenn Sie unter Herz- und Gefäßproblemen leiden.

Für die Ausnahme einer Koordination durch den Hausarzt ohne diabetologische Qualifikation gilt: Er überweist Sie über die bereits genannten Anlässe hinaus an einen diabetologisch qualifizierten Arzt oder eine entsprechende Einrichtung nach Diagnose des Diabetes oder bei erstmals aufgetretenen Komplikationen an Augen, Nieren oder Nerven, wenn Sie auf die intensivierte Insulintherapie umstellen, wenn nach sechsmonatiger Therapie der HbA1c-Wert den angestrebten Zielwert noch überschreitet oder nach Akutversorgung wegen schwerer Über- oder Unterzuckerung.

Was mit Ihren Daten geschieht

Das strukturierte Behandlungsprogramm orientiert sich an wissenschaftlich gesichertem Wissen über Diabetes Typ 1. Dabei ist nicht allein entscheidend, was ein „Diabetes-Papst“ sagt oder was gerade in der Diabetes-Behandlung neu entwickelt wurde. Vielmehr baut AOK-Curaplan auf Daten aus kontrollierten wissenschaftlichen Studien. Es stützt sich auf evidenzbasierte Medizin. In der evidenzbasierten Medizin werden Erfahrung und Urteilskraft des einzelnen Arztes mit dem aktuellen Stand des medizinischen Wissens verknüpft. Sie und Ihr Arzt sind nicht auf ein starres Behandlungsschema festgelegt, sondern erhalten eine verlässliche Richtschnur für die Therapie. Das ist sinnvoll, weil der einzelne Arzt sämtliche Studien kaum überschauen kann.

Routine-Kontrollen helfen, Folgekrankheiten rechtzeitig zu behandeln.

Auch wenn Sie keine akuten Beschwerden haben, kann sich Ihr Gesundheitszustand durch den Diabetes im Laufe der Zeit verschlechtern. AOK-Curaplan Diabetes Typ 1 sieht regelmäßige Kontrolluntersuchungen vor. Sie helfen, Folgekrankheiten des Diabetes zu verhindern oder rechtzeitig zu entdecken. Deshalb erinnert die AOK Sie und den Arzt an die Untersuchungen, falls Sie die Routine-Kontrolle einmal versäumen sollten. Die AOK hält zudem Informationsmaterial zu verschiedenen Themen bereit, beispielsweise zu Fußgesundheit und Herzerkrankungen.

Kapitel 6, S. 83: „Wie Sie Folgeschäden vermeiden oder mindern können“

Damit Sie und Ihr Arzt den Krankheitsverlauf jederzeit nachvollziehen können, dokumentiert er die Untersuchungsergebnisse. Wenn Sie sich ins Programm einschreiben, geben Sie schriftlich Ihr Einverständnis zur Weitergabe der Daten an eine beauftragte Datenstelle. Ein Teil der Daten wird an die AOK weitergeleitet, die Sie gegebenenfalls auf ausstehende Untersuchungs- und Behandlungsschritte aufmerksam machen kann. Zudem werden Daten pseudonymisiert an die „Gemeinsame Einrichtung der Krankenkassen und Kassenärztlichen Vereinigungen“ übermittelt. Diese Einrichtung wertet die Daten ohne Personenbezug wissenschaftlich aus, um zu sehen, wie das Programm angenommen wird und wie es verbessert werden kann. Wer welche Daten erhält, erfahren Sie zu Beginn Ihrer Teilnahme aus der schriftlichen Datenschutzinformation.

Lebenslang lernen

Ein wesentlicher Baustein von AOK-Curaplan Diabetes Typ 1 sind strukturierte Schulungs- und Behandlungsprogramme für Patienten. Hier werden Sie umfassend über Diabetes und seine Folgen aufgeklärt und üben die Insulintherapie. Das ist besonders zu Beginn der Erkrankung wichtig. Doch auch nach längerer Diabetesdauer kann es nötig sein, erneut an einem Schulungs- und Behandlungsprogramm teilzunehmen, zum Beispiel wenn sich die Therapie ändert oder Folgeerkrankungen auftreten. In den Schulungen erwerben Sie Kenntnisse und Fertigkeiten, die Ihnen helfen, mit dem Diabetes besser umzugehen. Zusätzlich zu diesen speziellen Kursen hält die AOK für alle Versicherten Angebote zur Gesundheitsförderung bereit, die auch für Diabetes-Patienten interessant sind – fragen Sie Ihre AOK danach.

Kapitel 8, S. 109: „Wie Sie lernen, mit dem Diabetes besser zu leben“

Diabetes Typ 1 ist eine chronische Krankheit, die nicht geheilt werden kann. Dank Ihrer Erfahrung und unterstützt von Experten können Sie aber den Diabetes beherrschen. AOK-Curaplan will Ihnen mit einer vorausschauenden, vernetzten und dem besten Stand des Wissens entsprechenden Versorgung helfen, mit dem Diabetes gut zu leben.

Wie Sie DMP-Teilnehmer werden

Damit Sie bei AOK-Curaplan Diabetes Typ 1 mitmachen können, müssen bestimmte Voraussetzungen erfüllt sein:

- Ihr behandelnder Arzt muss die gesicherte Diagnose des Diabetes mellitus Typ 1 schriftlich bestätigen. Zur gesicherten Diagnose gehören eine für den Diabetes typische Krankheitsgeschichte, krankhaft erhöhte Blutzuckerwerte und gegebenenfalls laborchemische Hinweise auf einen absoluten Insulinmangel.
- Ihr Arzt oder die AOK müssen Sie umfassend über die Inhalte, Aufgaben und Ziele von AOK-Curaplan sowie die Erhebung und Nutzung Ihrer Daten im Rahmen des Programms informieren. Sie nehmen freiwillig an AOK-Curaplan Diabetes Typ 1 teil und müssen über Widerrufsrechte und Mitwirkungspflichten aufgeklärt werden.
- Sie müssen schriftlich Ihren Willen bekunden, an AOK-Curaplan Diabetes teilzunehmen. Sie erklären sich gleichzeitig damit einverstanden, dass im Rahmen des strukturierten Programms krankheitsbezogene Daten vom Arzt erhoben und an eine beauftragte Datenstelle weitergeleitet werden.

Meine Partner in allen Diabetes-Fragen

Behandelnder Arzt

Name

Straße

PLZ, Ort

Telefon/E-Mail

Facharzt

Name

Straße

PLZ, Ort

Telefon/E-Mail

Facharzt

Name

Straße

PLZ, Ort

Telefon/E-Mail

Facharzt

Name

Straße

PLZ, Ort

Telefon/E-Mail

Diabetes-Ambulanz

Ansprechpartner

Straße

PLZ, Ort

Telefon/E-Mail

Diabetes-Klinik

Ansprechpartner

Straße

PLZ, Ort

Telefon/E-Mail

Ernährungsberaterin

Name

Straße

PLZ, Ort

Telefon/E-Mail

Diabetesberaterin

Name

Straße

PLZ, Ort

Telefon/E-Mail

Podologe (medizinischer Fußpfleger)

Name

Straße

PLZ, Ort

Telefon/E-Mail

AOK-Geschäftsstelle

Ansprechpartner

Straße

PLZ, Ort

Telefon/E-Mail

Was die Medizin heute über den Diabetes Typ 1 weiß

> „Ich bin Diabetiker und werde 110 Jahre alt. Die Medizin macht ja Fortschritte. In den nächsten zwanzig, dreißig Jahren wird sich bei der Behandlung bestimmt einiges ändern. Und ich bin mir sicher, dass ich trotz der Krankheit alt werde.“
>
> **Jan Christen**

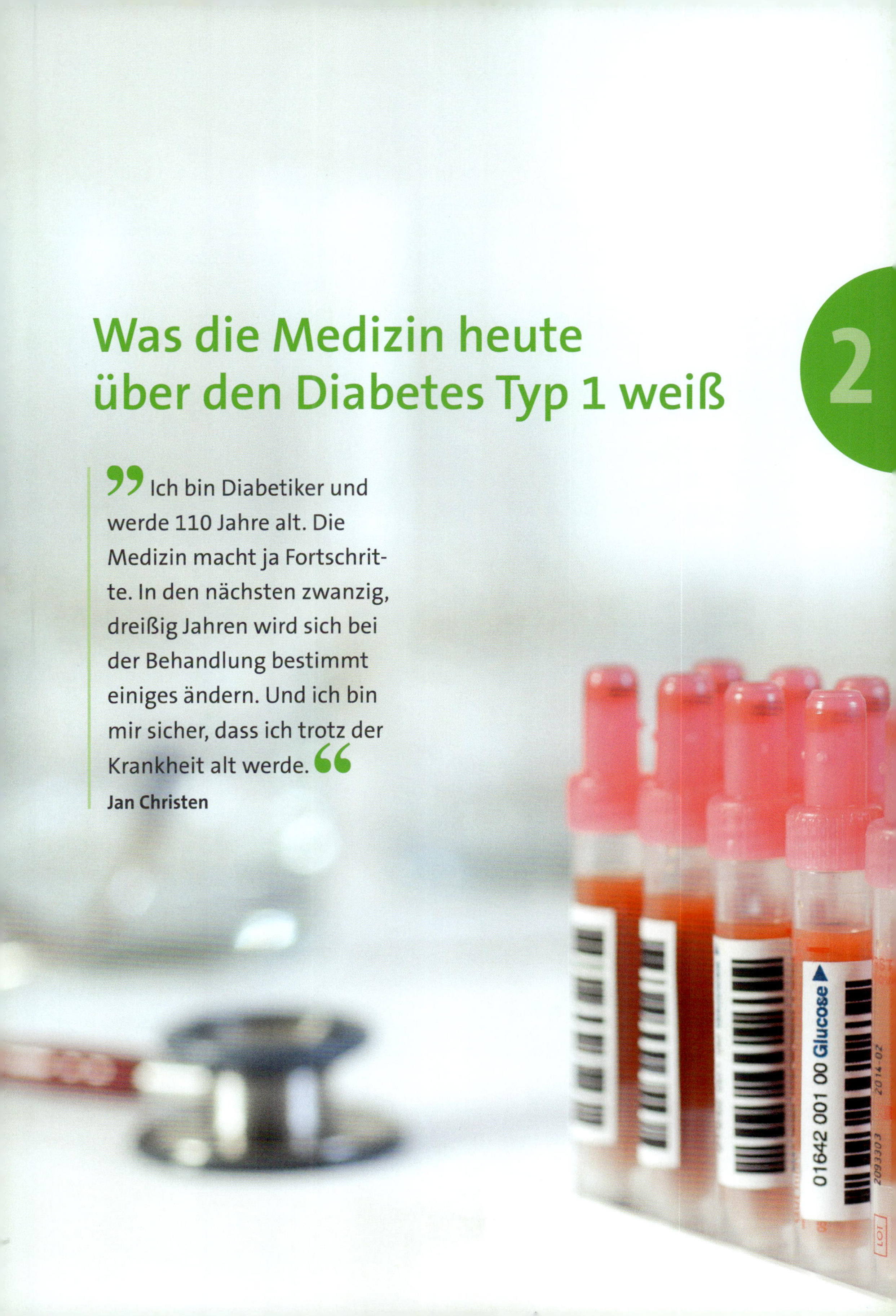

Guter Zucker, schlechter Zucker? Für Diabetiker galten Süßigkeiten lange als das Böse schlechthin. Die Ärzte hatten ihren Patienten Kuchen, Schokolade und andere süße Köstlichkeiten verboten. Wer dennoch Süßes wollte, musste mit Fruchtzucker-Keksen und ähnlichen Diät-Produkten vorlieb nehmen, mit Durchfall rechnen. Brot, Kartoffeln, Nudeln, Reis, viele Grundnahrungsmittel werden im Körper in Zucker umgewandelt und durften deshalb früher nur in kleinen, genau abgewogenen Mengen genossen werden. Wer an Diabetes erkrankt war, sollte tagein, tagaus nach demselben Plan essen und trinken.

Die intensivierte Insulintherapie ist die Behandlung der Wahl.

Wenn Sie schon lange Diabetes haben, kennen Sie das vermutlich noch: Zwei- oder dreimal täglich zu festgelegten Zeiten die verordnete Menge Insulin spritzen, pünktlich jede der fünf oder sechs Mahlzeiten einnehmen, die erlaubten Broteinheiten auswiegen, Bewegung extra planen. Nur mit schlechtem Gewissen manchmal gegen die strengen Regeln verstoßen. Das Ergebnis: hohe Blutzuckerwerte. Wobei die Frage bleibt, worunter Sie mehr leiden, unter dem schlechten Gewissen oder dem schlechten Blutzucker.

Kapitel 4, Seite 55: „Intensivierte Insulintherapie lernen“

Deshalb haben sich heute die meisten Ärzte und Patienten mit Typ-1-Diabetes von den starren Diät- und Spritz-Regeln verabschiedet. Die Behandlung der Wahl ist nun die sogenannte intensivierte Insulintherapie. Sie verschafft Ihnen mehr Freiheit. Sie können essen und trinken wann Sie wollen, worauf Sie Appetit haben und bis Sie satt sind, sogar Süßigkeiten wie beispielsweise die früher verpönte Schokolade. Die Insulinmenge passen Sie selbst an. Nichts muss Ihnen verwehrt bleiben: Sport treiben, Essen gehen, Reisen und was für Sie noch zu einem

Zucker liefert Energie

Zucker ist ein wichtiger Energielieferant für die Körperzellen. Er wird mit dem Essen und den Getränken aufgenommen. Der Zucker gehört zur Gruppe der Kohlenhydrate, die zum Beispiel in Getreide und Kartoffeln enthalten sind. Kohlenhydrat-Ketten wie die Stärke werden in Magen und Darm in Zucker zerlegt, der ins Blut gelangt. Zellen, zum Beispiel in den Muskeln und im Fettgewebe, benötigen Insulin, um den Zucker (die Glukose) aus der Blutbahn aufzunehmen und in Energie umzuwandeln.

Wie sich der Diabetes zuerst zeigt

Stark erhöhte Blutzuckerwerte führen zu Beschwerden wie:

- andauerndes starkes Durstgefühl
- starke Gewichtsabnahme in kurzer Zeit
- Muskelschwäche, Leistungsknick, Abgeschlagenheit, Müdigkeit
- häufiges Wasserlassen
- Sehstörungen (unscharfes Sehen, Probleme, den Blick auf einen bestimmten Punkt auszurichten, Kurzsichtigkeit)
- häufige Infekte, Hautinfektionen
- Übelkeit, Brechreiz, Bauchschmerzen

erfüllten Leben gehört. Vorausgesetzt Sie wissen, wie viel Insulin Sie jeweils benötigen. Was gesunde Ernährung betrifft, gilt für Sie dasselbe wie für Nicht-Diabetiker, zum Beispiel, dass Sie insgesamt wenig Fett und wenig Zucker essen, aber viel Gemüse und Obst. Der Weg zu dieser angepassten Insulintherapie war wechselvoll. Noch immer kann die Medizin nicht alle Vorgänge im menschlichen Körper vollständig erklären. Der Diabetes gibt den Forschern einige Rätsel auf, vor allem hinsichtlich seiner Ursachen.

Die Entdeckung des „Wundermittels“ Insulin

Die Geschichte des Diabetes Typ 1 und seiner Therapie hat vor rund 150 Jahren begonnen. Damals entdeckte Paul Langerhans in der Bauchspeicheldrüse die daraufhin nach ihm benannten Langerhansschen Inseln (siehe Kasten „Bauchspeicheldrüse und Insulin“). In Zellen dieser Inseln wird beim Menschen Insulin hergestellt. Typ-1-Diabetes entsteht dadurch, dass sich das körpereigene Abwehrsystem gegen die Insulin produzierenden Zellen richtet und sie nach und nach zerstört. Die Insulinproduktion nimmt langsam ab, bis sie zuletzt völlig versiegt. Der Typ-1-Diabetes kann aber auch durch weitere, noch unbekannte Ursachen hervorgerufen werden. Bei Typ-1-Diabetes muss der Erkrankte deshalb dem Körper das Insulin von außen zuführen. Das hat Paul Langerhans allenfalls geahnt. Denn erst vor ungefähr 80 Jahren entdeckten Forscher das Insulin und konnten es aus den Bauchspeichel-

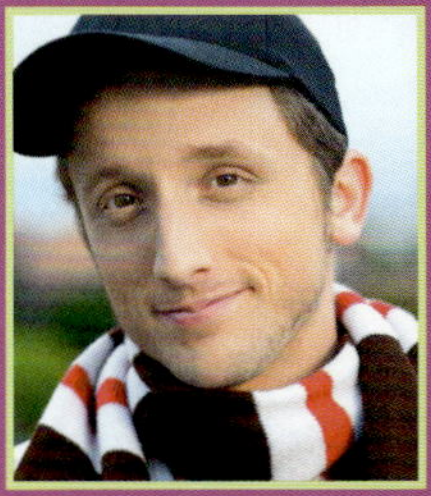

„Das Wissen, was in meinem Körper passiert, hat mir einen großen Stein vom Herzen plumpsen lassen. Schon in der Klinik haben sie mir gesagt, dass ich mit der Zeit der beste Experte für meinen Diabetes werden sollte. Und ich merke, Wissen gibt mir Sicherheit.“

Jan Christen

Bauchspeicheldrüse und Insulin

Das Insulin wird in den Langerhansschen Inseln der Bauchspeicheldrüse gebildet. Sobald der Blutzucker nach einer Mahlzeit ansteigt, schüttet die Bauchspeicheldrüse beim Nicht-Diabetiker Insulin ins Blut aus. Außerdem gibt die Bauchspeicheldrüse unabhängig vom Essen und Trinken ständig eine kleine Menge Insulin ab. Das Insulin öffnet die Körperzellen für den Zucker. Die Zellen setzen den Zucker chemisch um und gewinnen dadurch Energie. Bei einem Insulinmangel bleibt dem Zucker der Weg in die Zellen versperrt. Der Blutzuckerspiegel steigt an. Schließlich scheidet der Körper einen Teil des Zuckers über die Nieren aus. Der Blutzuckerspiegel bleibt aber weiter erhöht.

drüsen von Rindern und Schweinen gewinnen. 1922 bekamen Menschen mit den typischen Krankheitszeichen des Diabetes das erste Mal Insulin gespritzt. Bis aufs Skelett abgemagerte Patienten erholten sich mit dem neuen „Wundermittel" innerhalb kurzer Zeit. In den folgenden Jahrzehnten erkundeten die Wissenschaftler die Bedingungen für die bestmögliche Behandlung der Zuckerkrankheit. Sie fanden heraus, wie einzelne Lebensmittel auf den Blutzucker wirken, wie viel Insulin jeweils nötig ist, um den Blutzucker zu senken, und wie das Insulin gespritzt werden muss. Eine wichtige Voraussetzung dafür ist die Blutzuckermessung, die anfangs nur im Labor möglich war. Für die moderne Insulinbehandlung ist die Blutzucker-Selbstmessung mit Teststreifen unverzichtbar. Und erst seit es Patientenschulungen gibt, sind Menschen mit Diabetes in der Lage, ihre Krankheit selbst zu beherrschen.

Auch die beste Therapie kann Sie nicht heilen. Der Diabetes Typ 1 ist eine dauerhafte Erkrankung, gegen die nach heutigem Stand der

Diabetes Typ 1 in Zahlen

In Deutschland leben nach Schätzungen der Deutschen Diabetes Gesellschaft 300.000 bis 420.000 Menschen mit Typ-1-Diabetes. Jedes Jahr erkranken von 100.000 Kindern und Jugendlichen im Alter von bis zu 15 Jahren in Deutschland etwa 18 neu an Diabetes Typ 1. Die Rate der Neuerkrankungen ist in Finnland mit 57 von 100.000 am höchsten. Besonders niedrig sind die Raten in asiatischen Staaten. Die Ursachen für die Unterschiede sind nicht bekannt. Der Typ-1-Diabetes tritt viel seltener auf als der Typ-2-Diabetes („Alterszucker"), unter dem in Deutschland rund 7 Millionen Menschen leiden.

Der kleine Unterschied: Diabetes Typ 1 und Typ 2

Diabetes mellitus, im Volksmund Zuckerkrankheit, ist eine Stoffwechselstörung, bei der die Blutzuckerwerte erhöht sind.

Es gibt zwei Hauptformen des Diabetes mellitus. Bei Diabetes mellitus Typ 1, auch insulinabhängiger Diabetes (auf englisch: insulin-dependent diabetes mellitus, IDDM) genannt, fehlt das Hormon Insulin, weil es die Bauchspeicheldrüse nicht mehr herstellen kann. Bei Diabetes mellitus Typ 2, dem nicht-insulinabhängigen Diabetes (englisch: non-insulin-dependent diabetes mellitus, NIDDM) kann die Bauchspeicheldrüse zwar noch Insulin herstellen, doch das Hormon wirkt im Körper nicht richtig bzw. reicht nicht aus, um den Bedarf zu decken.

Wissenschaft „kein Kraut gewachsen ist". Sie werden voraussichtlich Ihr Leben lang auf Insulin von außen angewiesen sein. Zwar arbeiten Forscher an neuen Methoden der Früherkennung, Vorbeugung und Behandlung des Diabetes Typ 1. Bisher zeichnet sich aber keine Möglichkeit ab, Diabetes zu vermeiden und vollständig zu heilen.

Entstehung des Diabetes und Grenzen der Therapie

Sicher haben Sie sich schon gefragt, warum gerade Sie Diabetes bekommen haben. Darauf gibt es noch keine eindeutige Antwort. Die Ursachen des Diabetes liegen zum Teil im Dunkeln. Nur eines ist klar: Weder haben Sie Ihre Krankheit selbst verschuldet, noch hätten Sie den Diabetes durch Ihr Verhalten verhindern können. Bei Ihnen wie bei allen Typ-1-Diabetikern treffen mehrere ungünstige Umstände zusammen: Bestimmte Erbanlagen und verschiedene Umwelteinflüsse. Die für Diabetes verantwortlichen Gene sind nur zum Teil entschlüsselt. Die Statistiken zeigen, dass 90 von 100 an insulinpflichtigem Diabetes erkrankten Menschen aus Familien stammen, in denen bislang kein Diabetes aufgetreten ist. Eine Untersuchung der Gene erlaubt also keine zuverlässige Vorhersage, ob ein Mensch oder seine Kinder an Diabetes erkranken werden. Bei den Umweltfaktoren sieht es ähnlich aus. Wissenschaftler können nur vermuten, dass bestimmte Virusinfekte wie beispielsweise Röteln oder das Eiweiß aus

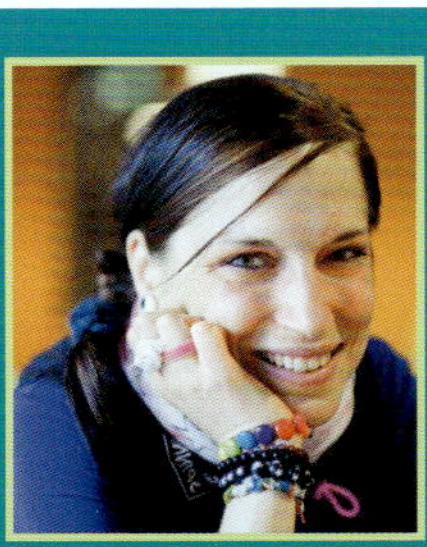

„Es gab eine ganze Reihe typischer Anzeichen in der Zeit vor der Diagnose. Doch weder meine Eltern noch ich haben an Diabetes gedacht. Wir vermuteten, dass eine Blasenentzündung dahintersteckt."

Stefanie Blockus

Kuhmilch und Weizen zusammen mit den Erbanlagen Diabetes auslösen. Einen sicheren Beweis dafür und Erkenntnisse über das Zusammenwirken der verschiedenen Faktoren gibt es bisher nicht.

Der Typ-1-Diabetes entwickelt sich über längere Zeit, anfangs ohne spürbare Zeichen. Erst wenn 80 bis 90 Prozent der Insulin produzierenden Zellen abgestorben sind, kommt es zum deutlichen Blutzuckeranstieg und den typischen Krankheitszeichen wie großem Durst, häufigem Wasserlassen, starkem Gewichtsverlust und Schwächegefühl. Die Insulin produzierenden Zellen der Bauchspeicheldrüse sind Opfer einer Entzündung, die von den körpereigenen Abwehrzellen ausgelöst wird. Die Entzündung der Langerhansschen Inseln beginnt meist in den ersten Lebensjahren.

Eine Therapie des Diabetes existiert bisher nicht.

Ärzte können schon vor dem endgültigen Ausbruch der Krankheit die Abwehrzellen im Blut nachweisen. Bisher ist es aber nicht möglich, darauf mit einer Therapie zu reagieren, die den Diabetes abwendet. Medikamente, die das körpereigene Abwehrsystem ausschalten, haben sehr starke Nebenwirkungen. Sobald sie abgesetzt werden, läuft auch der Entzündungsprozess weiter. Derzeit erkunden Wissenschaftler, welche Medikamente die durch die Entzündung entstandenen schädlichen Stoffe abfangen könnten, damit die Insulin produzierenden Zellen überleben. Auch ein Spender-Organ als Ersatz für die

Die oberen Blutzuckergrenzen

Wenn der Blutzucker die folgenden Grenzwerte überschreitet, liegt ein Diabetes vor. Meist bestimmt der Arzt den Nüchtern-Blutzucker: Das heißt, der Patient hat morgens nach dem Aufstehen bis zur Blutabnahme nichts gegessen und keine zuckerhaltigen Getränke zu sich genommen.

	Glukose im Plasma des Blutes	
	aus der Vene entnommen	
	Millimol pro Liter (mmol/l)	Milligramm pro Deziliter (mg/dl)
Nüchtern	≥ 7,0	≥ 126
Nicht nüchtern	≥ 11,1	≥ 200

Traditionell wird in den alten Bundesländern dieser Wert in Milligramm pro Deziliter angegeben, in den neuen Bundesländern in Millimol pro Liter. Auch international gibt es keine einheitliche Linie hinsichtlich der Maßeinheit. Der Milligramm-Wert bezieht sich auf das Gewicht der gelösten Zuckerteilchen pro Einheit. Millimol hingegen auf die Anzahl der Teilchen.

kranke Bauchspeicheldrüse bringt keine Heilung. Bauchspeicheldrüsen-Transplantationen sind aufwendig und riskant. Sie werden überwiegend im Zusammenhang mit einer Nierentransplantation – wenn die Nieren nicht mehr richtig arbeiten – erwogen und erfordern lebenslange Medikamentengabe. Inzwischen haben Mediziner erste Erfahrungen mit der Übertragung von Insulin produzierenden Zellen aus einem Spender-Organ in die große Lebervene (Pfortader) von Patienten mit Diabetes und schwerer Nierenfunktionsstörung gesammelt. Weil diese Inselzell-Transplantation sehr schwierig ist und noch in den Kinderschuhen steckt, wird sie bisher nur im Zusammenhang mit einer Nierentransplantation erwogen.

Die Insulintherapie garantiert eine hohe Lebensqualität.

Sie werden weiterhin auf Insulinspritze oder Insulinpumpe angewiesen sein. Die speziell auf Ihre Bedürfnisse abgestimmte Insulintherapie hilft Ihnen aber, ähnlich lange und genauso gut zu leben wie Menschen ohne Diabetes. Sie ist das einzige Mittel gegen lebensbedrohliche Stoffwechselentgleisungen. Eine gute Insulintherapie kann die Folgeschäden des Diabetes verzögern, verhindern oder in ihrem Ausmaß begrenzen. Die Forscher arbeiten weiter daran, Ihnen den Umgang mit der Zuckerkrankheit zu erleichtern. Wenn die Diagnose noch nicht lange zurückliegt, hilft es Ihnen möglicherweise, wenn Sie sich in Erinnerung rufen, welche Anzeichen Sie bemerkt haben und was Ihnen nach der Diagnose durch den Kopf gegangen ist. Sinnvoll ist es auch, sich vor einem Termin mit einem Ihrer Diabetes-Experten Ihre wichtigen Fragen zu notieren und zum Gespräch mitzunehmen. Außerdem sollten Sie die wichtigsten Werte im Zusammenhang mit Ihrem Diabetes kennen und bei Ihren Unterlagen haben. All dies können Sie auf den folgenden Arbeitsblättern notieren. Ein kleines Quiz zu Ihrem Diabetes-Basiswissen rundet dieses Kapitel ab.

Lesetipps

- Monats-Zeitschrift Diabetes-Journal
  Offizielles Organ des Deutschen Diabetiker Bundes; Kirchheim-Verlag, Postfach 2524, 55015 Mainz
  www.diabetes-journal.de
- www.diabetesde.org
- www.aok.de
- www.diabetikerbund.de
- www.deutsche-diabetes-gesellschaft.de

Rückblick: Die Stunde null, als bei mir der Diabetes ausgebrochen ist

Wie war das bei Ihnen? Welche Zeichen haben Sie bemerkt, was haben Sie und Ihr Arzt dann unternommen? Was ist Ihnen nach der Diagnose durch den Kopf gegangen?

Was ich den Arzt, die Diabetesberaterin und die Diätassistentin fragen will

Das hat der Arzt untersucht, um den Diabetes festzustellen*

- [ ] **Blutzucker**
- [ ] **Urin-Probe auf Azeton**

Nach der Diagnose:

- [ ] **Serum-Elektrolyte** (z. B. Natrium, Kalium, Calcium)
- [ ] **Urinstatus** (getestet wird z. B. auf weiße Blutkörperchen, Bakterien, Blut)
- [ ] **Nierenfunktion** (Kreatinin- und Harnstoffwert im Blut)
- [ ] **Leberfunktion** (Leberenzyme: z. B. Gamma-GT)
- [ ] **HbA1c**
- [ ] **Blutfettwerte** (Gesamtcholesterin, HDL, LDL)
- [ ] **Blutbild** (z. B. Anzahl der roten und weißen Blutkörperchen, der Blutplättchen, Hb-Wert)

- [ ] **Herz-Kreislauf-Test** (z. B. Puls, Blutdruck, Ruhe-EKG)
- [ ] **Augenuntersuchung**
- [ ] **Nervenfunktion**

*Fragen Sie Ihren Arzt nach den Werten. Sie gehören zu Ihren Unterlagen.

Hätten Sie's gewusst?

Ein kleines Quiz zum Diabetes mit Lösungen

Richtig oder falsch?

Wenn Zucker im Urin nachgewiesen wird, hat der Patient auf jeden Fall einen Diabetes.

Falsch ... *Zucker im Urin kann vorkommen, ohne dass eine Zuckerkrankheit vorliegt. Der Urin-Zuckertest eignet sich daher nicht für die Diagnose des Diabetes.*

Richtig oder falsch?

Der Diabetes Typ 1 entsteht, wenn Kinder über Jahre zu viele Süßigkeiten essen und zu viel Limonade trinken.

Falsch ... *Diabetes wird nicht von zu viel Zucker ausgelöst. Über die tatsächlichen Ursachen ist sich die Wissenschaft heute noch nicht völlig im Klaren.*

Richtig oder falsch?

Durch eine gesunde Lebensweise mit der richtigen Ernährung, genügend Bewegung und ausreichend Entspannung lässt sich der Diabetes Typ 1 heilen.

Falsch ... *Diabetes Typ 1 ist eine chronische Krankheit. Ein Mittel zur Heilung ist bis heute nicht bekannt. Mithilfe der intensivierten Insulintherapie können Menschen mit Typ-1-Diabetes allerdings ein fast normales Leben führen. Von einer gesunden Lebensweise profitiert jeder Mensch, unabhängig vom Diabetes.*

Haferschleim und Spritzen – Das Leben verändert sich

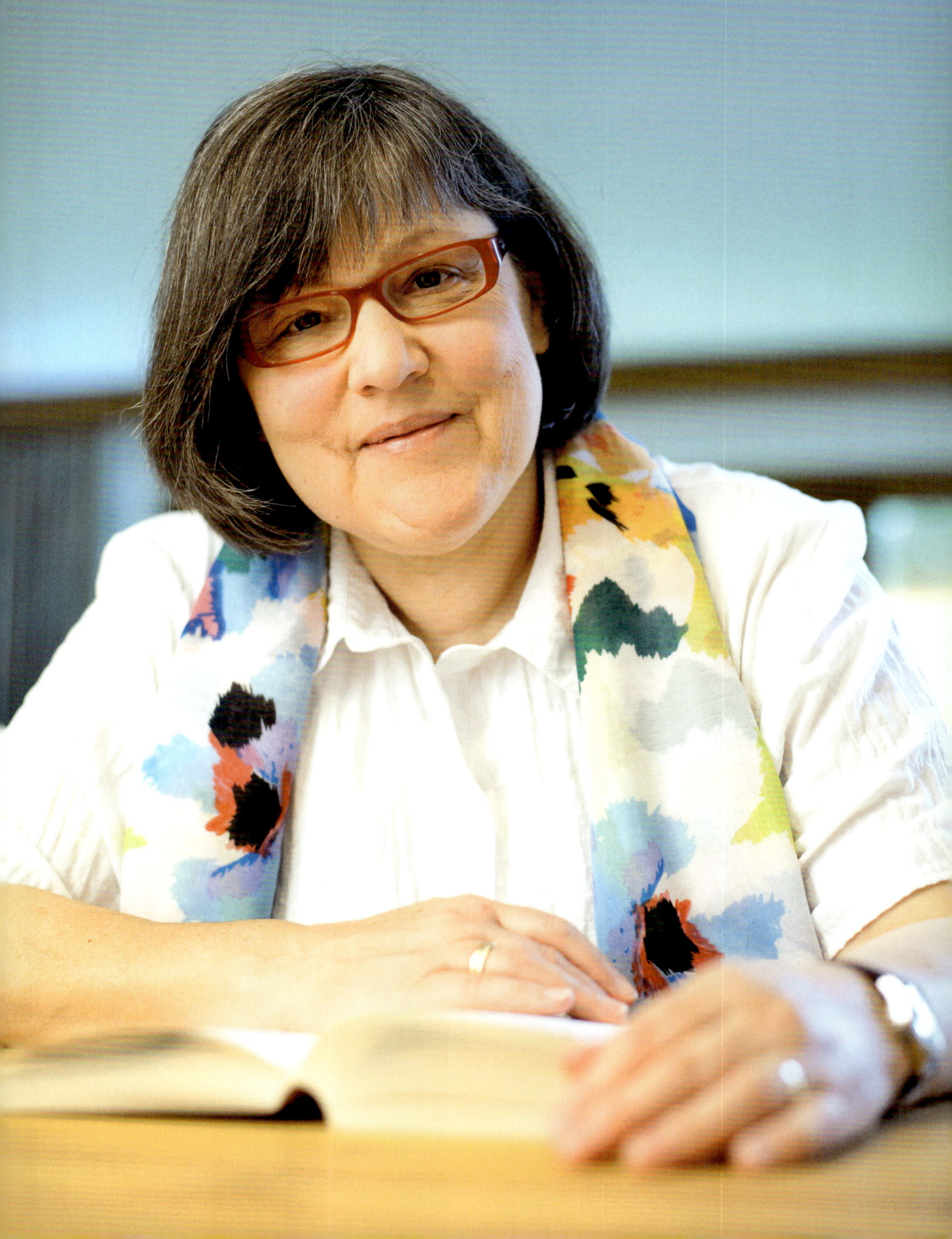

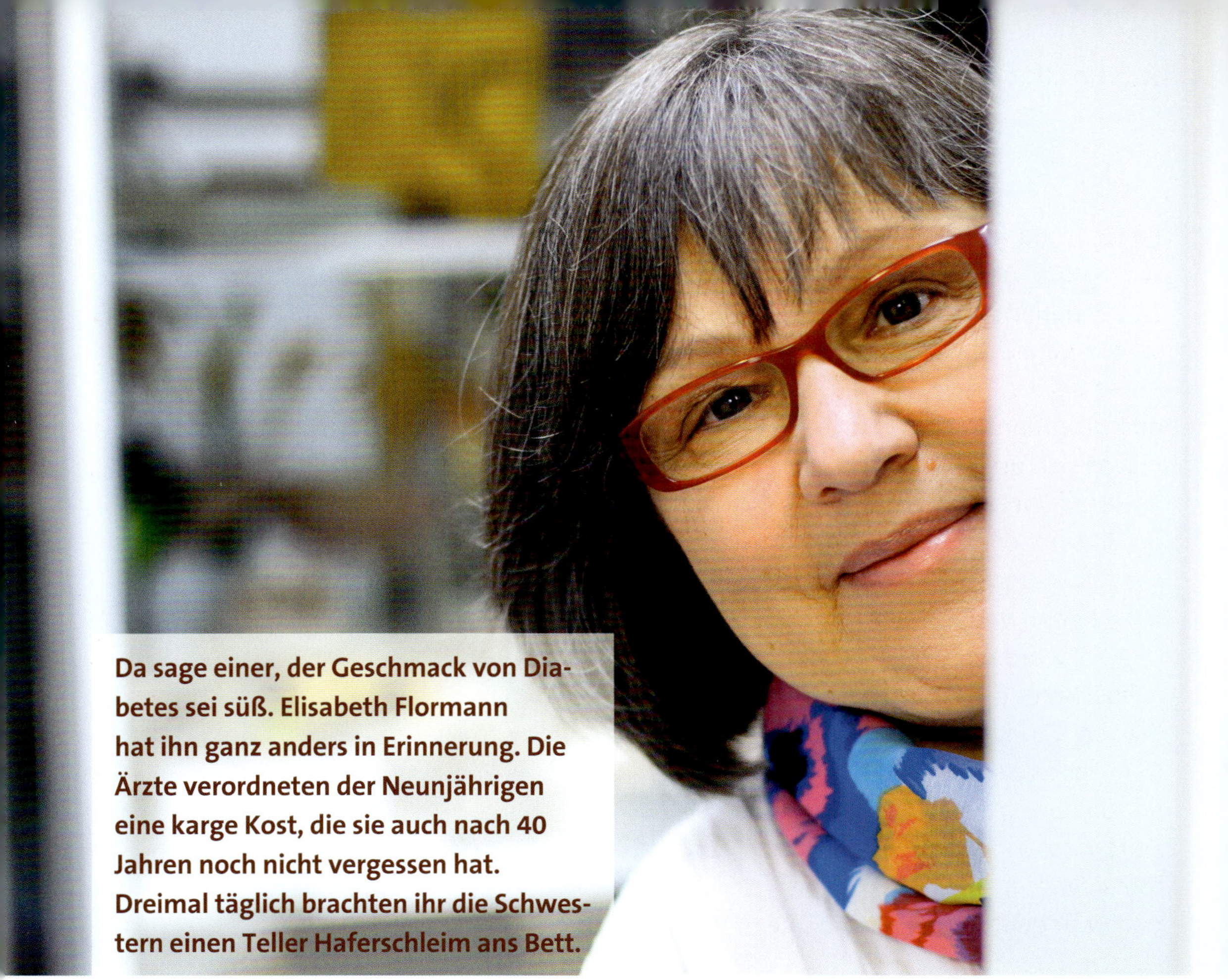

Da sage einer, der Geschmack von Diabetes sei süß. Elisabeth Flormann hat ihn ganz anders in Erinnerung. Die Ärzte verordneten der Neunjährigen eine karge Kost, die sie auch nach 40 Jahren noch nicht vergessen hat. Dreimal täglich brachten ihr die Schwestern einen Teller Haferschleim ans Bett.

Bis heute hasse ich Haferschleim. Durch die erste Woche im Krankenhaus, die wirklich grauenhaft war, ist die Beziehung zu dieser Krankheit bis heute nicht gut. Protestiert habe ich nicht. Ich habe nur gesagt, ich mag nicht essen. Danach gab es nur Gekochtes: gekochten Fisch, gekochtes Fleisch, gekochte Kartoffeln. Es gab eine Diät und dieses Essen unterschied sich sehr von dem zu Hause. Es schmeckte nach absolut nichts.

Weil Elisabeth immer dünner geworden war, hatte der Kinderarzt sie auf Drängen ihrer Mutter auf Zucker untersucht. Die Diagnose lautete: Diabetes. Deshalb musste Elisabeth ins Krankenhaus.

Meiner Mutter fiel auf, dass ich innerhalb weniger Wochen fast acht Kilo abgenommen hatte. Vorher hatte ich eine schwere Erkältung und danach diesen Gewichtsverlust. Ich hatte es mit der Grippe verbunden. Ich nahm so stark ab, dass ich mich in meine Kleider einwickeln konnte. Ich fühlte mich nicht krank. Ich war einfach immer nur müde und habe sehr viel getrunken.

Elisabeth Flormann kann sich bis heute erinnern, wie lange sie im Krankenhaus war: sechs Wochen und einen Tag.

Ich hatte keine Vorstellung, wie lange ich im Krankenhaus sein werde. Anfangs habe ich gedacht, na gut, es muss sein und es hört wieder auf. Aber es hörte nicht auf. Dass es länger dauern würde, ahnte ich. Eine Tasche wurde gepackt, mit viel Lesestoff, weil ich gerne las. Ich fühlte mich nicht krank, aber das Drumherum erweckte den Eindruck, es müsse sich um etwas Gefährliches handeln. Dauernd kamen Schwestern, dauernd wurde Blut abgenommen, dauernd wurde mir gesagt, was ich tun und lassen musste. Ich habe irgendwann gefragt, wie lange es noch dauern würde. Die Antworten waren sehr diffus: Bis es dir besser geht. Wir wollen mal gucken. Zu dem Zeitpunkt war schon klar: Dein Leben wird anders sein, wenn du wieder daheim bist. Du musst zu bestimmten Zeiten essen, ob du willst oder nicht. Du musst um Mitternacht etwas essen. Für mich war deutlich, dass jetzt eine Art vorgegebene Strecke kommt, auf der darf ich an bestimmten Stellen anhalten – mehr aber nicht. Das waren keine guten Aussichten.

> Im Blut war zu viel Zucker. Ein Kind kann sich gar nicht vorstellen, dass Zucker schlimm ist. Plötzlich waren Süßigkeiten etwas, das Elisabeth Flormann aus dem Gleichgewicht warf.

Ich hörte immer, mein Zucker sei zu hoch. Aber ich hatte keine Ahnung, was es bedeutete. Meine Mutter war mehr als erschrocken. Mein Vater auch, aber der hat das noch nicht so überblicken können. Meiner Mutter ist es sehr schwergefallen, meine Krankheit zu akzeptieren. Sie gehört nicht zu denen, die überall erzählen: Mein Kind ist zuckerkrank. Vielmehr hatte ich lange Zeit für andere immer eine Nierenbeckenentzündung, wegen der ich Diät halten musste. Meine Mutter hat es gemacht, um mir das Leben zu erleichtern, aber letztlich hat es mir das Leben erschwert. Die Krankheit beschäftigt meine Mutter noch heute, obwohl sie über 80 Jahre alt ist. Inzwischen hat sie die Oberaufsicht an meinen Mann abgegeben. Aber sie kann noch immer nicht offen über meinen Diabetes sprechen.

Mein Vater hat alles getan, um mir eine Freude zu machen. Er hat mir zu Weihnachten Pfirsiche gekauft und im Sommer bei einer Eisdiele mit selbst mitgebrachtem Fruchtzucker Diät-Eis machen lassen. Mein Vater war Bergmann, unsere finanzielle

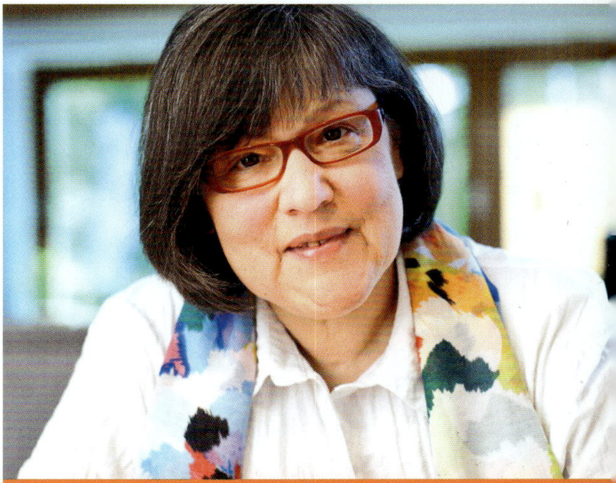

»Bis heute ist meine Einstellung zum Diabetes durch diese Anfänge geprägt. Obwohl ich die vielen Freiheiten, die ich jetzt habe, wirklich sehr genieße.«

Lage nicht rosig. Trotzdem hat er mir während des Klinikaufenthalts jeden Tag ein Buch gebracht, später schöne Dinge mit mir gemacht, ist sonntags mit mir zum Schwimmen, im Winter zum Eislaufen gegangen. Aber ich glaube, er hat die medizinischen Zusammenhänge nie wirklich verstanden.

Da war noch etwas, das nicht mehr aus dem Gedächtnis zu löschen war, weil es sich von nun an täglich wiederholte, Woche für Woche, Jahr für Jahr: das Spritzen. Der Zwang, sich selbst ins Bein zu stechen, sich selbst Schmerz zuzufügen.

Die Spritzen waren anders als heute, aus Metall und relativ groß. Anfangs spritzte immer ein Arzt oder eine Schwester, aber irgendwann musste ich es selbst tun. Es war schrecklich. Der Arzt setzte die Spritze in den Oberarm. Das konnte ich nicht, ich spritzte in den Oberschenkel. Man hat versucht, mir das beizubringen. Heute nimmt man zum Üben Orangen oder so etwas. Damals wurde gesagt: Du musst das jetzt machen. Ich bekam die Nadel nicht mit Schwung in die Haut, bohrte sie hinein. Die Nadel war lang, sie war dick und ich machte es langsam, weshalb es sehr wehtat. Zweimal am Tag musste ich es machen, immer in den Oberschenkel. Die Seite und die Einstichstelle wurde regelmäßig gewechselt, um Verhärtungen vorzubeugen. Aber die hat es doch gegeben. Damals wurden die Spritzen in Alkohol desinfiziert. Die Alkoholreste führten zu Verhärtungen des Gewebes. Zu Hause passierte es oft, dass meine Mutter und ich tränenüberströmt dasaßen, weil das mit der

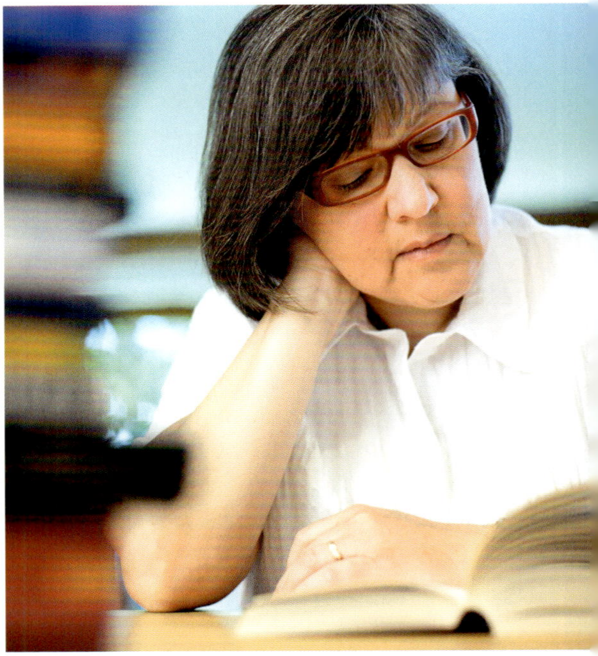

Spritze nicht ging. Meine Eltern haben nie gespritzt, weil die Klinik es so angeordnet hatte, es so von uns verlangte. Aber meine Mutter litt mit. Das war ein Trost.

Dieser Start prägte Elisabeths Einstellung zur Krankheit. Diabetes als eine Strafe, als Zwang, als Leine, die einen festhält.

Dieser Eindruck festgebunden zu sein, dass diese Krankheit nur Schlechtes brachte, nicht nur, was das Essen angeht. Die Familie war am Boden zerstört. Ich selber war am Boden zerstört. Die Aussichten waren nicht rosig. Alles geprägt durch Reglementierung. Die Freiräume waren verdammt klein. Bis heute ist meine Einstellung zur Krankheit durch diese Anfänge bestimmt, obwohl ich natürlich die vielen Freiheiten, die ich jetzt habe, wirklich sehr genieße.

3

Mit welchen Zielen Diabetes Typ 1 behandelt wird

> „Man muss Entscheidungen zur Therapie treffen. Deshalb sollte man gut informiert sein. Informationen sind oft widersprüchlich. Deshalb ist das Gespräch mit dem Arzt enorm wichtig."
>
> **Stefanie Blockus**

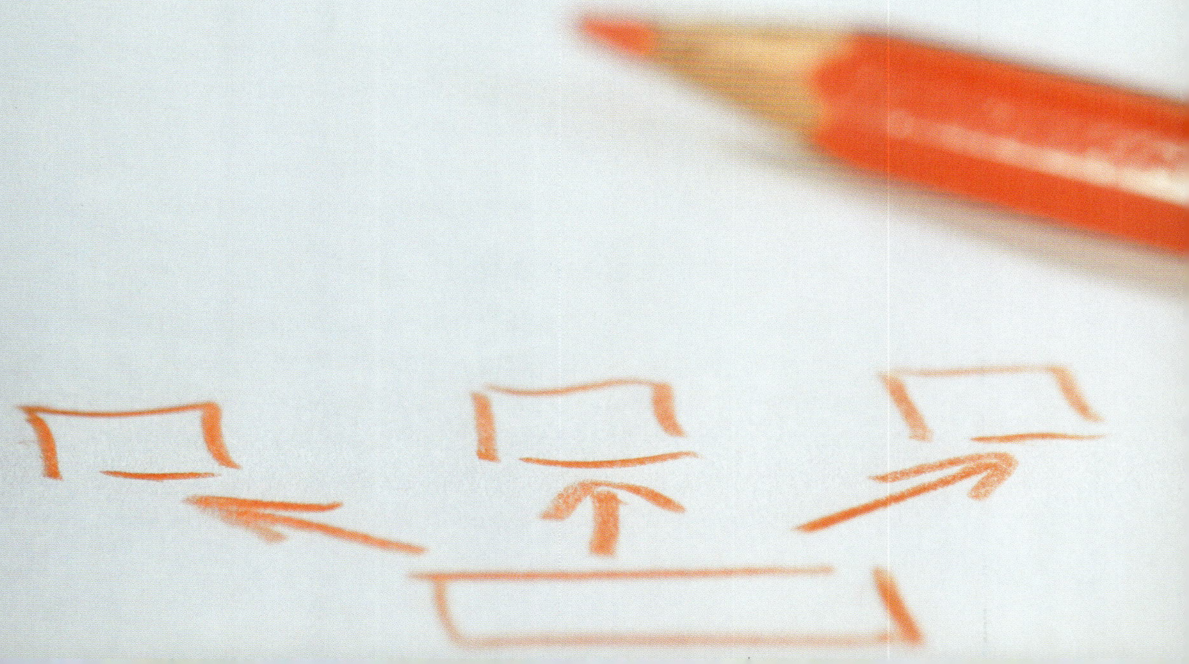

Die Glocken läuten zu Silvester und Sie beschließen, etwas muss sich ändern. Für das neue Jahr fassen viele Menschen gute Vorsätze. Die eine will abnehmen. Der andere nimmt sich vor, den Streit mit der Schwiegermutter endlich beizulegen. Während der Sekt in den Gläsern perlt und Raketen in den Himmel steigen, haben Sie das Gefühl, alles erreichen zu können. Doch schon am nächsten Tag verlieren die großen Ziele ihre Anziehungskraft. Die Schwiegermutter hat am Telefon genervt und Sie sind laut geworden. Die Reste vom Festessen haben so gut geschmeckt, dass Sie die selbst auferlegte Kaloriengrenze weit überschritten haben. Na ja, morgen dann vielleicht, denken Sie.

Der Geist ist willig, aber das Fleisch schwach: Deshalb müssen Ziele für Leben und Gesundheit wohlüberlegt und erreichbar sein. Nicht erreichte Ziele hinterlassen ein Gefühl der Enttäuschung und beeinträchtigen das Selbstbewusstsein. Vom „Ich habe versagt“ ist es nur ein kleiner Schritt zum „Jetzt ist alles egal“. Ganz auf Ziele zu verzichten, hieße jedoch, sich vollständig in die Hand der Krankheit, der anderen Menschen oder der Umstände zu begeben. Ziele sind wie das Salz in der Suppe: Sie bringen Würze ins Leben, spenden Energie zum Handeln.

Ohne Ziele begibt man sich in die Hand der Krankheit.

Richtig gut fühlen Sie sich, wenn Sie dort ankommen, wo Sie hin wollen. Deshalb lohnt es sich, bei der Zielsetzung auf dem Boden der Wirklichkeit zu bleiben. Fragen Sie sich, ob Sie Ihr Ziel überhaupt in absehbarer Zeit, im erwünschten Ausmaß erreichen können. Überlegen Sie, wie der Weg aussieht und ob Sie ihn gehen möchten. Vergleichen Sie Aufwand und Ertrag: Was müssen Sie einsetzen, um von A nach B zu kommen? Ist B für Sie so schön und wichtig, dass Sie sich dafür richtig ins Zeug legen? Vielleicht wollen Sie auch nur aus A das Beste machen.

Ziele entwickeln und festhalten

Im DMP Diabetes Typ 1 spielen Zielvereinbarungen eine zentrale Rolle. Ihr behandelnder Arzt sagt nicht einfach: Spritzen Sie so viel Insulin, nehmen Sie dieses Medikament und verhalten Sie sich so und so, weil das bei Diabetes schon immer so gemacht wurde. Vielmehr fragt er zuerst, wie der Diabetes Sie belastet und was Sie verändern wollen. Er überlegt gemeinsam mit Ihnen, in welche Richtung die Behandlung

Ihrer Zuckerkrankheit gehen soll. Dabei wird er Ihnen auch die medizinischen Zusammenhänge erklären. Zum Beispiel kann es um das Risiko für Diabetes-Folgeschäden und Ihre Grenzwerte für den Blutzucker gehen. Jeder Patient hat sein persönliches Krankheitsbild, Diabetes sieht nicht bei allen gleich aus. Daher wählt der Arzt mit Ihnen Ziele aus, die auf Ihre Situation zugeschnitten sind. Dabei spielen Alter, Beruf und außer dem Diabetes vorliegende Erkrankungen eine Rolle.

An Ihren Zielen orientiert sich die Behandlung. Die Zielvereinbarungen sind im DMP Diabetes so wichtig, dass sie der Arzt aufschreibt. Auch Sie selbst können Ihre persönlichen Zielvorstellungen schriftlich formulieren, weil sie dann mehr Gewicht bekommen. Am Ende dieses Kapitels haben wir Platz dafür freigehalten. Verfolgen Sie eine „Politik der kleinen Schritte" und teilen Sie den Weg in Abschnitte ein.

Ziele müssen auf die individuelle Situation zugeschnitten sein.

Ziele stehen selten fest für alle Zeiten. Wenn sich Ihre Lebenssituation ändert oder die Medizin neue Möglichkeiten entdeckt, kann auch Ihre Diabetestherapie eine andere Richtung bekommen. Dann werfen Sie vielleicht alte Vorstellungen über Bord, setzen sich neue Orientierungspunkte.

Das will das DMP Diabetes erreichen

- Schäden an den kleinen Blutgefäßen verhindern und damit die Sehfähigkeit und die Nierenfunktion erhalten.
- Eine Nervenschädigung und die damit verbundenen Symptome vermeiden.
- Auf die Füße achten (wegen eventueller Haut-, Nerven- und Gefäßschäden) und damit Amputationen verhindern.
- Mit guter Blutdruckkontrolle das Risiko für Herz-Kreislauf-Erkrankungen wie Herzinfarkt und Schlaganfall senken.
- Schwere Stoffwechselentgleisungen und
- Nebenwirkungen der Therapie, insbesondere schwere und häufige Unterzuckerungen, vermeiden.
- Bei Kindern und Jugendlichen zusätzlich eine altersentsprechende körperliche Entwicklung, altersentsprechende geistige und körperliche Leistungsfähigkeit sowie eine möglichst geringe Beeinträchtigung der psychosozialen Entwicklung und der sozialen Integration.

Die gute Einstellung

Diabetes-Spezialisten empfehlen als Zielwert für den Blutzuckerspiegel vor den Mahlzeiten 100 Milligramm pro Deziliter (mg/dl) oder 5,6 Millimol pro Liter (mmol/l), die akzeptable Spannbreite liegt zwischen 80 und 140 mg/dl bzw. 4,4 und 7,8 mmol/l. Morgens sollte der Blutzuckerwert jedoch nicht unter 100 mg/dl (5,6 mmol/l) liegen, vor dem Schlafengehen um 120 mg/dl (6,7 mmol/l). Patienten, die überwiegend den Harnzucker messen, liegen richtig, wenn im Urin vor den Mahlzeiten und vor dem Schlafengehen kein Zucker nachweisbar ist.

Ziele für den Umgang mit Diabetes können sich auf folgende Bereiche beziehen: das körperliche und seelische Befinden, den Blutzucker, den Blutdruck, die Blutfettwerte, den Zustand und die Gefährdung der Augen, der Nieren, der Füße, des Herzens und des Gehirns, auf das Körpergewicht, das Ausmaß an Bewegung, die Art der Therapie und den Lebensstil. Das DMP Diabetes hat drei übergeordnete Behandlungsziele, in deren Nähe vermutlich auch Ihre persönlichen Marken angesiedelt sein werden. Das strukturierte Behandlungsprogramm will Ihre Lebensqualität verbessern, die Begleit- und Folgeerkrankungen des Diabetes verhindern und Ihre Lebenserwartung erhöhen.

Ziele für den Blutzucker

Dreh- und Angelpunkt, Messlatte für den Erfolg der Insulinbehandlung, ist der Blutzuckerwert. Bei guten Blutzuckerwerten treten keine der unangenehmen Krankheitszeichen auf, wie beispielsweise Gewichtsabnahme, starker Durst und Harndrang oder die Stoffwechselstörung Ketoazidose. Und: Eine gute Einstellung des Blutzuckers schützt vor Folgeerkrankungen des Diabetes an Nieren, Augen, Nerven und am Herz-Kreislauf-System. Das Ziel, bestimmte Blutzuckergrenzen einzuhalten, ist also gleichzeitig Mittel zum Zweck: Spätschäden zu vermeiden oder zu verzögern. Die Blutzuckereinstellung ist eine Gratwanderung. Wenn Sie versuchen, besonders streng zu sein und die Normalwerte von Nicht-Diabetikern anstreben, erleiden Sie vielleicht häufiger Unterzuckerungen. So

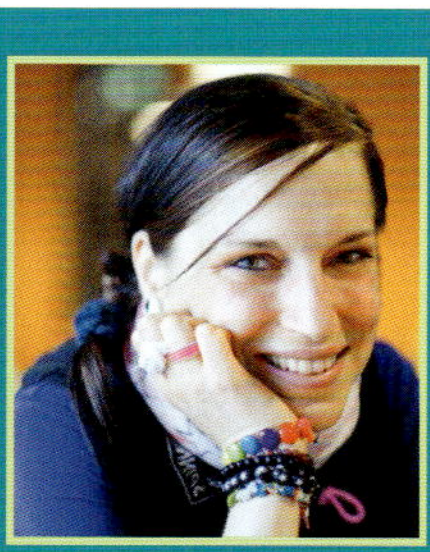

„Ein guter HbA1c-Wert ist wünschenswert mit Blick auf mögliche Diabetesfolgen. Aber man muss wissen, dass dies nur ein Durchschnittswert ist. Es kann also sein, dass die Blutzuckerwerte stark schwanken und trotzdem im Mittel zu einem sehr guten HbA1c-Wert führen.“ **Stefanie Blockus**

kann es unter Umständen günstiger für Sie sein, die persönlichen Zielwerte für den Blutzucker etwas höher zu legen.

Der Blutzuckerwert ist eine Momentaufnahme. In der Sekunde, in der Sie Blut abgenommen haben, hatte der Blutzucker genau diesen Wert. Im Urin können Sie nur den in wenigen Stunden ausgeschiedenen Zucker nachweisen. Wenn Sie regelmäßig messen, werden Sie bereits festgestellt haben, dass dieser Wert immer gewissen Schwankungen unterliegt, die mal geringer und mal größer ausfallen. Einen Hinweis auf Ihre Blutzuckereinstellung in den vergangenen acht bis zwölf Wochen gibt der HbA1c-Wert. Er wird auch als Blutzuckergedächtnis bezeichnet. Im Rahmen des DMP Diabetes wird der HbA1c viertel- oder halbjährlich vom behandelnden Arzt überprüft.

Der HbA1c-Wert gibt an, wie hoch der Anteil des verzuckerten roten Blutfarbstoffes (Hb = Hämoglobin) ist. Je höher die Blutzuckerwerte im vergangenen Vierteljahr waren, desto mehr roter Blutfarbstoff hat sich mit Zucker verbunden. Bei Patienten mit Diabetes Typ 1 sind die HbA1c-Werte fast immer erhöht. Die Werte von Nicht-Diabetikern erreichen Menschen mit Typ-1-Diabetes nur um den Preis häufiger Unterzuckerungen. Im DMP Diabetes Typ 1 wird kein starrer Grenzwert für den HbA1c-Wert genannt. In der Regel wird der Zielwert, den Ihr Arzt mit Ihnen vereinbart, unter 7,5 Prozent liegen. Doch auch wenn Sie einen guten HbA1c-Wert erreichen, bedeutet dies nicht, dass sich Ihr Blutzucker immer innerhalb der angestrebten Werte bewegt. So kann es sein, dass sehr niedrige Blutzuckerwerte im Wechsel mit deutlich erhöhten Werten am Ende zu einem ausgewogenen HbA1c-Wert führen. Das regelmäßige Ermitteln des HbA1c-Wertes kann das tägliche eigenständige Blutzuckermessen daher nicht ersetzen. Unterliegen Ihre Blutzuckerwerte sehr starken Schwankungen, kann es sogar sein, dass Ihr Arzt Ihnen eventuell rät, beim HbA1c-Wert nicht den bestmöglichen Wert anzustreben, um Stoffwechselentgleisungen auszuschließen.

Der Zielwert des HbA1c sollte in der Regel unter 7,5 Prozent liegen.

Kapitel 8, S. 112: „Sicherheit in allen Lebenslagen“

Spätschäden abwenden

Bei einer „normnahen“ Blutzuckereinstellung mit einem HbA1c-Wert von unter 7,5 Prozent ist das Risiko für Schäden an Augen, Nieren und

Nerven gering. Es kann aber passieren, dass Sie trotz bester Bemühungen Ihren Blutzucker nicht in den Griff bekommen. Doch auch, wenn Ihr HbA1c-Wert deutlich über 7,5 Prozent, beispielsweise bei neun oder zehn Prozent liegt, ist nicht alles verloren. Denn wenn der Wert von neun auf acht oder von zehn auf neun Prozent sinkt, sind Sie bereits besser vor Spätschäden geschützt als vorher. Leichte oder mäßige Schäden schreiten langsamer voran oder werden sogar gestoppt. So kann es beispielsweise sein, dass Ihre Netzhaut zwar bereits mit Laserstrahlen behandelt werden musste, Sie aber mit besseren Blutzuckerwerten einer möglichen Erblindung entgegenwirken können. Zum Schutz der Augen könnte also Ihr Vorhaben lauten: Den HbA1c um einen Prozentpunkt zu senken und außerdem regelmäßig Ihren Augenhintergrund vom Arzt untersuchen zu lassen.

Die Folgen einer langjährigen Diabetes-Erkrankung empfinden viele Patienten als schwerere Last und größere Bedrohung als die Zuckerkrankheit selbst. Hohe Blutzuckerwerte, die erst einmal keine oder wenig Beschwerden hervorrufen, können auf lange Sicht die Funktionen verschiedener Organe stören.

Die diabetischen Spätschäden schränken Ihr Wohlbefinden spürbar ein. Sie verursachen Schmerzen. Sie beeinträchtigen Ihre Lebensqualität. Wenn beispielsweise Ihre Nieren nicht mehr richtig arbeiten, spüren Sie das unmittelbar: Sie fühlen sich weniger leistungsfähig, haben Schlafstörungen und Kopfschmerzen. Wenn Sie sogar auf die künstliche Blutwäsche angewiesen sind, werden Sie jede Woche dreimal für viele Stunden an eine Maschine angeschlossen. – Sie wünschen sich, von diesen schwerwiegenden Folgen verschont zu bleiben. Das strukturierte Behandlungsprogramm Diabetes hilft Ihnen, die diabetischen Spätschäden abzuwenden oder zu verzögern.

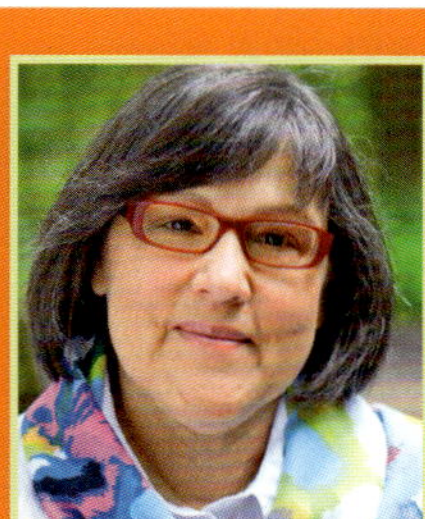

» Was mich manchmal geärgert hat: Wenn man für dumm verkauft wird. Nach dem Motto: Wie wollen Sie das überhaupt beurteilen? Da protestiere ich, weil ich finde, das ist nicht in Ordnung. Warum soll ein Patient sich nicht entsprechend informiert haben? «

Elisabeth Flormann

Den Lebensstil überdenken

Getreu der Weisheit „Der Weg ist das Ziel", können Sie auch den Wechsel der Behandlungsform ins Auge fassen. Angenommen, Sie spritzen nach einem starren Schema Insulin, zu festgelegten Zeiten, eine bestimmte Menge, mit einem entsprechenden Diätplan. Das vermittelt Ihnen ein Sicherheitsgefühl. Andererseits fühlen Sie sich durch den festen Plan eingeschränkt. Sie wollen mehr Freiheit gewinnen, zum Beispiel Sport treiben, wann Sie wollen, und zu wechselnden Zeiten essen. Dazu steigen Sie auf die intensivierte Insulintherapie um. Oder Sie spritzen bereits angepasste Mengen, wollen aber mit der Insulinpumpe noch mehr Flexibilität erreichen. Der Wechsel der Therapieform bedeutet für Sie zwar Zeitaufwand (für Schulungen beispielsweise), Sie übernehmen mehr Verantwortung für sich selbst und Sie müssen häufiger als bisher Ihren Blutzucker messen. Dafür erfüllt sich Ihr Wunsch nach größerer Normalität. Wenn Sie – zusammen mit Ihrem behandelnden Arzt – Aufwand und Nutzen abwägen, werden Sie eine sichere Entscheidung für oder gegen den Wechsel der Therapieform treffen können.

Ziele beziehen sich auch auf die Lebensgestaltung, den Lebensstil. Vielleicht beschließen Sie, bestimmte Gewohnheiten zu verändern, weil Sie Ihre Gesundheit erhalten wollen. Mehr Bewegung, gesünder essen, nicht mehr rauchen: Das erinnert wieder an die guten Vorsätze, wie wir alle sie kennen. Und weil die AOK weiß, wie schwer diese Ziele zu erreichen sind – aber auch, wie sehr sie sich lohnen –, hält sie zahlreiche Angebote zu Ihrer Unterstützung bereit.

Kapitel 4, S. 59: „Wer schreibt, der bleibt"

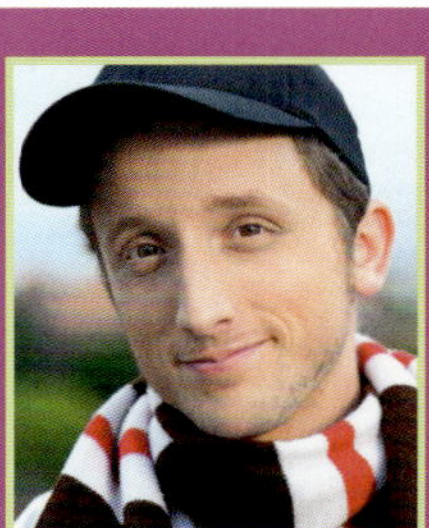

„Wenn ich früher unterwegs war, habe ich mir schon mal eben bei einer Fastfood-Kette etwas geholt. Das mache ich nur noch selten und sehr viel kontrollierter. Beim Einkaufen schaue ich mir die Etiketten auf den Packungen genau an, achte auf die Zutaten."

Jan Christen

Meine Ziele heute

	auf welchem Weg, mit welchen Schritten ich sie erreichen will	wer mir dabei helfen kann	was ich mir davon verspreche

Meine neuen Ziele

	auf welchem Weg, mit welchen Schritten ich sie erreichen will	wer mir dabei helfen kann	was ich mir davon verspreche

Ziele, die ich bereits erreicht habe

Als sich Jan Christen in der Klinik seine erste Insulinspritze verabreicht, weiß er nur, dass er Diabetes Typ 1 hat, nicht aber, was das für sein künftiges Leben bedeutet.

Erst am zweiten Tag im Krankenhaus nahm sich eine Krankenschwester viel Zeit, mir in aller Ruhe von A bis Z alles über meinen Diabetes zu erzählen und mir zu erklären, was ich ab nun tun musste. Mir fiel eine gewaltige Last von der Seele und ich konnte zum ersten Mal wieder lächeln. Was mir geholfen hat, war die Botschaft, dass ich im Grunde alles essen durfte, sofern ich bestimmte Spielregeln einhielt. Die Mahlzeiten waren allerdings so winzig, dass ich fast das Gefühl hatte, nur Delikatessen zu bekommen. Bis dahin hatte ich immer viel gegessen, obwohl ich schlank war, nie mehr als 60 Kilo gewogen habe. Auf dem Tablett mit dem Essen waren Kärtchen, auf denen die Broteinheiten notiert waren, sodass ich die nicht selbst berechnen musste. Die Schwestern haben mir dennoch genau erklärt, wie man das macht. Ich muss wohl immer ein wenig hungrig ausgesehen haben. Jedenfalls sagten sie mir, dass sie nicht oft so junge Patienten hätten und ich mich melden solle, wenn ich etwas mehr zu essen bräuchte. Von diesem Tag an bekam ich regelmäßig eine zusätzliche Zwischenmahlzeit, meist einen Joghurt. Noch im Krankenhaus nahm ich an meiner ersten Schulung teil. Die Diabetes-Assistentin hatte extra gesucht, um wenigstens einen weiteren Teilnehmer zu finden, der vom Alter halbwegs zu mir passte. Zur Einstellung meines Blutzuckers war ich insgesamt zwei Wochen in der Klinik. In dieser Zeit und den knapp vier Wochen, die ich danach noch krankgeschrieben war, habe ich vor allem eines gelernt: endlich mal mich selbst wichtig zu nehmen.

Gleich am ersten Tag nach dem Klinikaufenthalt habe ich mir eine sportliche Umhängetasche gekauft, in der ich alle wichtigen Utensilien unterbringen kann. Vorne steckt immer mein Notfallpass drin. In der Klinik hatte ich ein richtig großes Blutzuckermessgerät bekommen, so ein „Altherren-Messgerät", das passte gut in die Tasche. Mein jetziges Messgerät geht darin fast verloren. Ich wollte das unbedingt haben, weil es chic aussieht und wesentlich kleiner ist. Das ist modern, hat Farbe und verfügt über einen

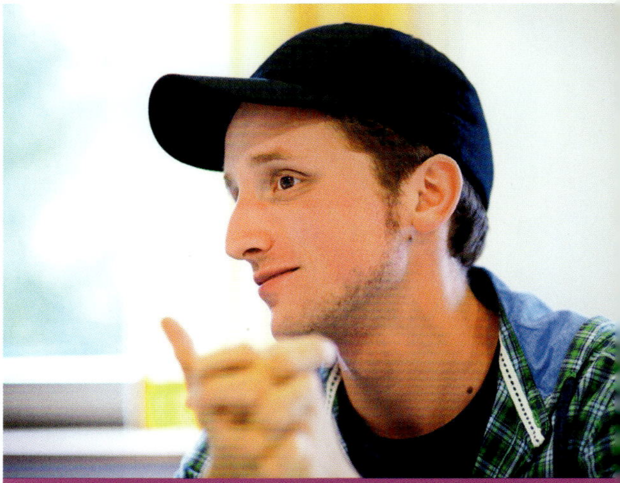

„Die Diagnose war für mich ein Hallo-Wach-Schalter. Ich stand erstmals in meinem Leben auch für mich im Mittelpunkt. Ich habe inzwischen eine gesunde Basis gefunden und achte mehr auf mich."

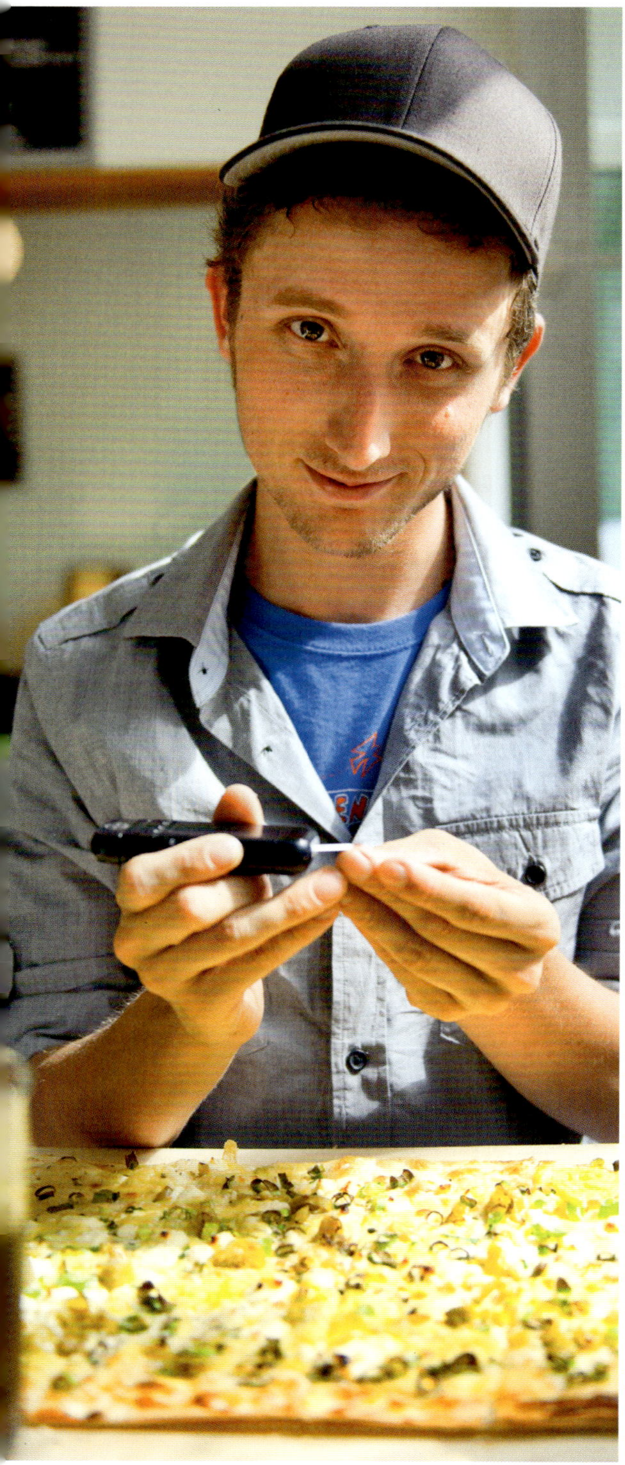

USB-Stick, sodass ich die Daten auch am Computer auslesen kann. Außerdem ist es beleuchtet, das ist praktisch, wenn ich ins Kino gehe. Und mein Pen, mit dem ich mir das Insulin spritze, ist natürlich auch drin; der ist ganz schön schwer. Es gibt da zwar diese dünnen Pens, die mir so richtig gut gefallen. Aber sie lassen sich nicht mit meinem schnell wirksamen Insulin kombinieren. Das mag vielleicht komisch wirken, doch wenn ich schon Diabetes habe, soll mir mein „Handwerkszeug" wenigstens gefallen.

Seit der Diabetes-Diagnose gehe ich achtsamer mit mir um. Heute steht alle drei Monate ein Arztbesuch auf dem Programm... und wenn es zwischendurch notwendig wird, natürlich auch. Anfangs hatte ich ziemlich viele Unterzuckerungen, bis der Arzt die für mich richtige Insulintherapie gefunden hatte. Derzeit spritze ich mir im Abstand von zwölf Stunden morgens und abends mein Basisinsulin, nach den Mahlzeiten mein schnell wirksames Insulin. Das Spritzen selbst macht mir nichts aus. Schwierig war für mich tatsächlich nur die erste Spritze. Bei der medizinischen Betreuung setze ich auf zwei Mediziner: meine Hausärztin und meinen Diabetologen. Meine Hausärztin kennt mich seit meiner Kindheit, zu ihr habe ich unglaubliches Vertrauen. Der Diabetologe verfügt über mehr Fachwissen. Noch bin ich in einer Phase, in der sich immer mal wieder etwas ändert, ich mal mehr, mal weniger Insulin brauche, Remissionsphase nennt sich das. Außerdem teste ich natürlich auch noch aus, was geht und was nicht geht. Ich war zum Beispiel ein richtiger Schokoladen-

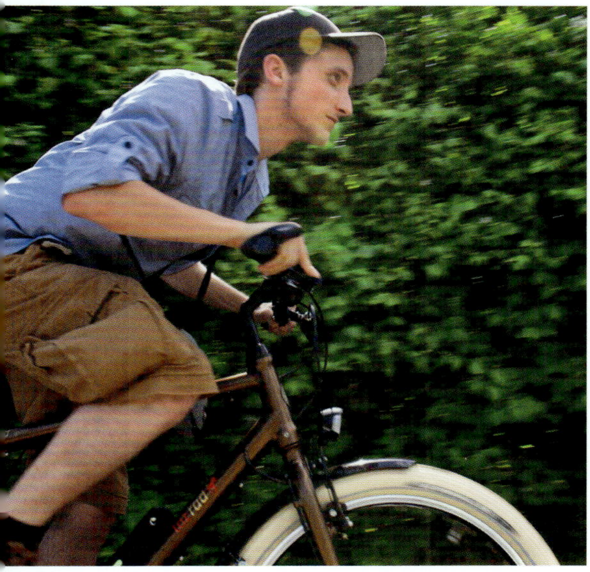

Junkie, doch nach der Diagnose habe ich von einem Tag auf den anderen komplett auf Schokolade verzichtet. Jetzt taste ich mich langsam ran und habe Geschmack gefunden an Gerichten, die Süßes mit Scharfem oder auch mit Bitterem verbinden, also zum Beispiel Sauce, in der Chili und Schokolade enthalten ist. Ich nehme am strukturierten Behandlungsprogramm teil, weil mir diese regelmäßigen Kontrolluntersuchungen Sicherheit geben. Ich freu mich jedes Mal, wenn der Arzt feststellt, dass meine Füße okay sind und meine Nieren. Auch meine Augen sind völlig in Ordnung. Mein Ziel ist es, einen vernünftigen Langzeitwert zu haben. Aber auch regelmäßige Bewegung habe ich mir fest vorgenommen. Dass ich womöglich früher sterben könnte als andere, beschäftigt mich nicht so sehr. Wer weiß schon, welche Fortschritte die Medizin in den nächsten zehn, 20 Jahren macht. Wenn ich aber nicht mehr sehen könnte oder in meiner Bewegungsfreiheit eingeschränkt wäre, würde mich das sehr belasten.

Meine Aufmerksamkeit gilt aber keineswegs nur der Krankheit. Der Diabetes hat meinen Blickwinkel verschoben: Ich bin mir gegenüber großzügiger geworden, gönne mir auch mal etwas. Zum Beispiel ein neues Fahrrad, mit dem mir Sport Spaß macht, weshalb ich tatsächlich jetzt auch regelmäßig fahre. Außerdem habe ich mir eine digitale Spiegelreflexkamera gekauft. Ich habe früher schon gerne fotografiert, aber bisher war mir die Anschaffung einer solchen Kamera zu teuer. Inzwischen fotografiere ich wieder gerne und viel, bin mit der Kamera in der Natur unterwegs. Ich merke, dass ich dabei wunderbar entspanne und mir diese Auszeiten Kraft geben.

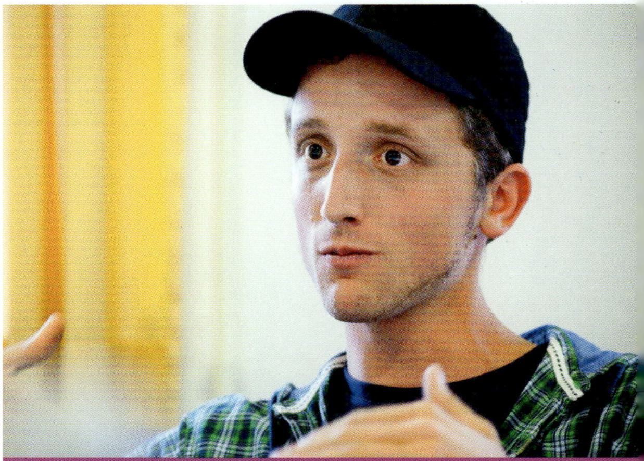

„Anfangs habe ich gar keine Schokolade gegessen. Irgendwann hatte ich eine richtige Heißhungerattacke. Jetzt experimentiere ich beim Essen, verzichte nicht mehr völlig auf Süßes. Das klappt."

Eine Runde Laufen für eine Handvoll Gummibärchen

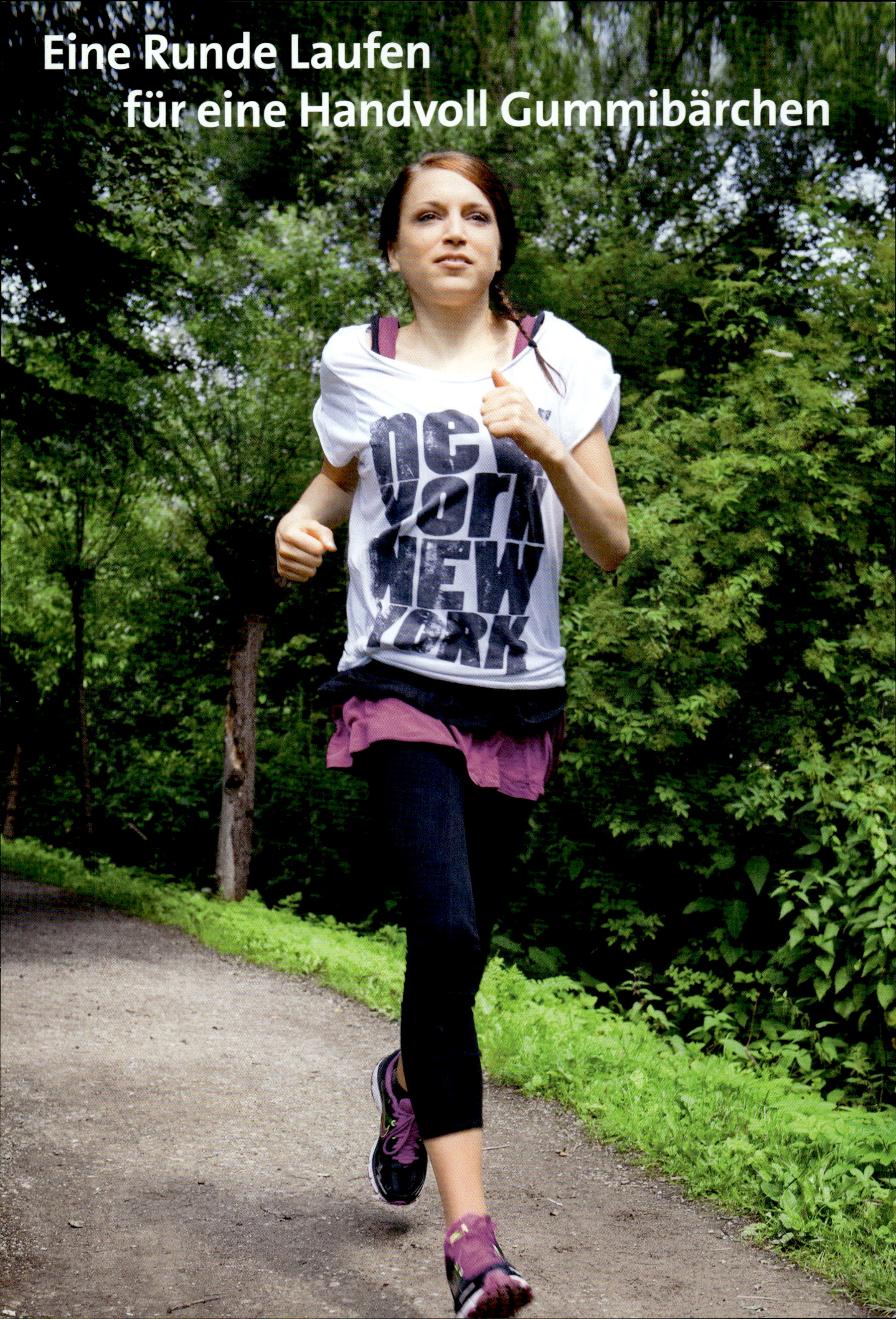

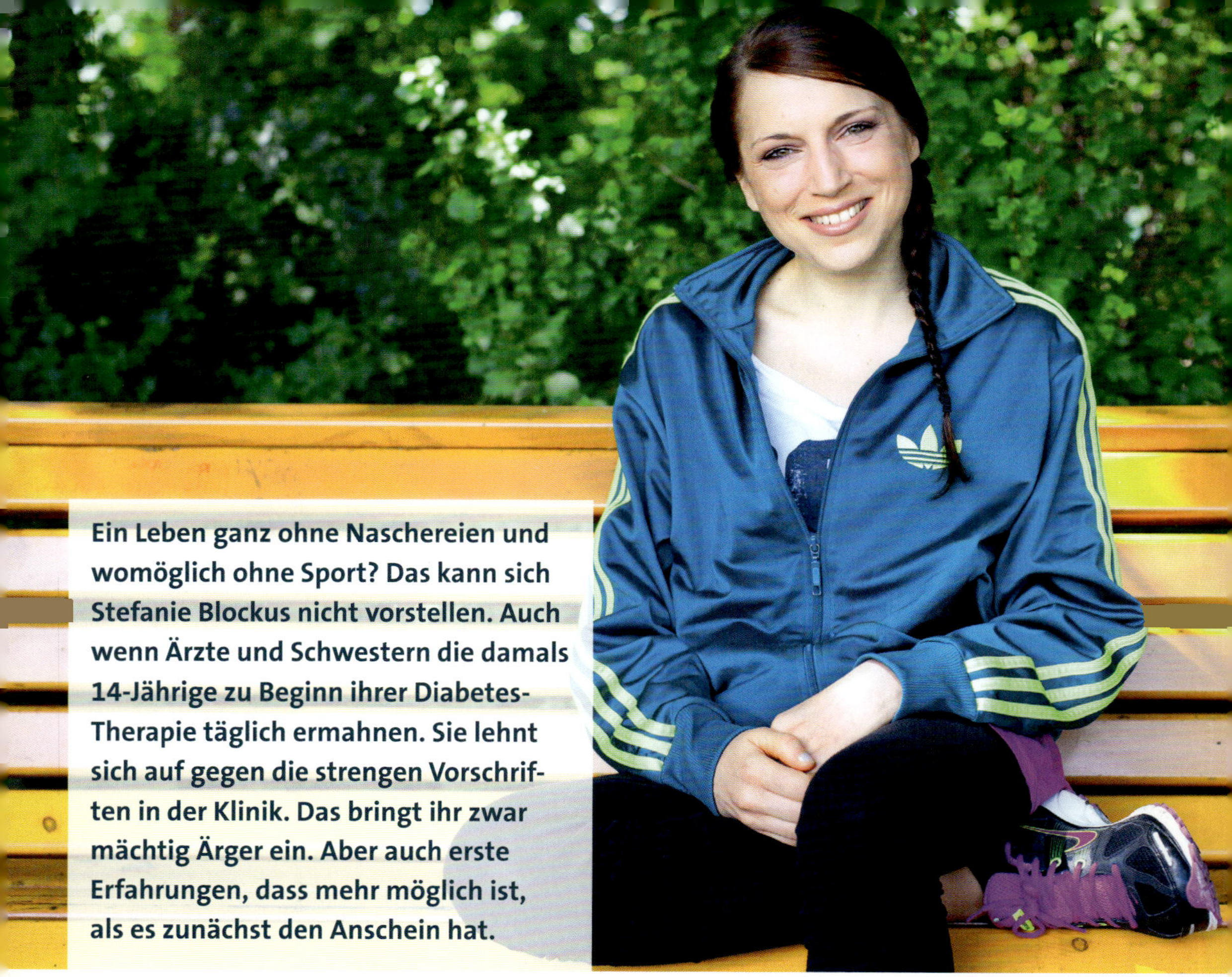

Ein Leben ganz ohne Naschereien und womöglich ohne Sport? Das kann sich Stefanie Blockus nicht vorstellen. Auch wenn Ärzte und Schwestern die damals 14-Jährige zu Beginn ihrer Diabetes-Therapie täglich ermahnen. Sie lehnt sich auf gegen die strengen Vorschriften in der Klinik. Das bringt ihr zwar mächtig Ärger ein. Aber auch erste Erfahrungen, dass mehr möglich ist, als es zunächst den Anschein hat.

Wenn in dem Alter die Zensuren in der Schule schlechter werden, denkt man ja nicht unbedingt an eine Krankheit. Dass die Waage immer weniger Gewicht anzeigte, obwohl ich gut aß, fand ich ganz praktisch. Ich konnte essen, was ich wollte, und nahm trotzdem ab. Als ich aber anfing, nachts bis zu sechs Liter Wasser und Saft zu trinken und ständig zur Toilette musste, drängte meine Mutter auf einen Arztbesuch. Wir vermuteten eine Blasenentzündung und haben eine Urinprobe abgegeben. Die Untersuchung ergab Zucker im Urin. Den Urin hatte ich in einem gründlich gespülten Marmeladenglas aufgefangen. Deshalb dachten wir zunächst, dass sich Zuckerreste der Marmelade im Urin gelöst hatten. Doch der Bluttest ergab einen Wert von 447 Milligramm pro Deziliter, diese hohe Zahl werde ich nie vergessen. Der Arzt überwies mich in die Klinik, gönnte mir aber noch einen Tag zu Hause. Dafür empfahl er, nicht so kohlenhydratreich zu essen und auf Zucker zu verzichten.

Die erste Zeit nach der Diagnose gestaltete sich für Stefanie Blockus sehr schwierig. Der Grund dafür war das Krankenhaus, in dem sie behandelt wurde. Hier handhabte man die Therapie des Diabetes Typ 1 sehr rigide, schenkte den aktuellen medizinischen Erkenntnissen nicht die notwendige Beachtung.

Ich fühlte mich am ersten Tag völlig überfordert und weinte nur noch. Ich kann mich noch genau daran erinnern, wie es war, als ich mir die erste Insulinspritze gesetzt habe. Davor habe ich noch gedacht, ich würde das nie schaffen. Als ich sie in der Hand hatte, haben die Schwestern zu mir „spritzen oder sterben" gesagt. Eine harte Aussage. Ich glaube aber, dass sie das so machen müssen. Sie wissen, dass man Angst davor hat. Diese erste Spritze hat mich Überwindung gekostet. Es war dann aber gar nicht so schrecklich, wie ich es mir vorgestellt hatte. Mit der Hautfalte haben sie mir anfangs ein bisschen geholfen. Mein Diätplan sah vor, dass ich über den Tag verteilt sechs Broteinheiten essen durfte. Ich fragte mich, wie ich von so wenig satt werden sollte. Und ich fühlte mich auch nie richtig satt. Ich war und bin zwar kein großer Fan von Schokolade, aber ich liebe Gummibärchen. Meine Freunde haben mir heimlich welche ins Krankenhaus geschmuggelt. Die habe ich auch gegessen und bin hinterher eine Runde laufen gegangen. Ich wusste, dass sich durch das Laufen mein Blutzucker wieder senken würde. Das hat auch gut funktioniert. Ich habe nur hinterher richtig Ärger bekommen. Das fand ich natürlich nicht so toll. Zumal ich ja wusste, dass es funktioniert, obwohl Ärzte und Schwestern sagten, ich dürfe gar keinen Zucker essen. Die zwei Wochen im Krankenhaus waren schrecklich. Besonders schlimm empfand ich, dass hauptsächlich ältere Patienten mit Diabetes Typ 2 in der Klinik waren. Da war niemand, mit dem ich mich über meine Probleme austauschen konnte. Ich sah Menschen, die blind waren oder kein Bein mehr hatten. Ich fürchtete, mir würde es bald genauso ergehen. Du bist 14 Jahre alt – und dein Leben ist vorbei. Das habe ich damals gedacht.

Nach meiner Entlassung aus der Klinik hielt ich mich zunächst sehr streng an das Zuckerverbot und den Diätplan, führte penibel Tagebuch, trug ein, was ich aß und welchen Sport ich machte. In dieser Zeit entwickelte ich eine Essstörung. Ich dachte, wozu essen, wenn doch sowieso alles verboten ist. Das war sicherlich eine Ursache für die Essstörung, eine andere die Tatsache, dass es mit Insulin auch sehr schwer ist, abzunehmen. Aber keiner weiß so genau, welche Auslöser es noch gibt. Im Studium bin ich mutiger

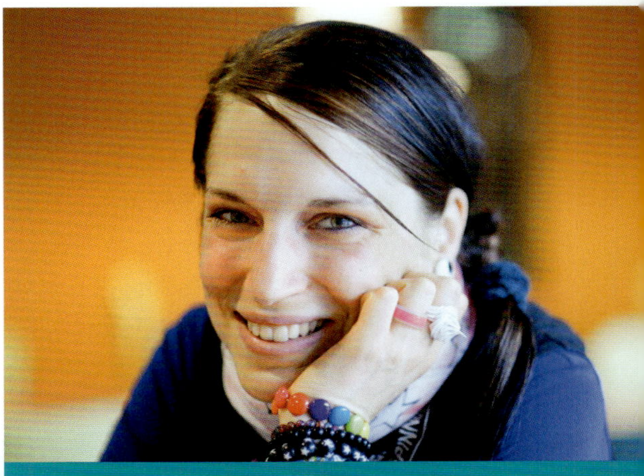

„Ich weiß, dass in Fruchtgummi viel Zucker ist. Aber ich gönne mir das zwischendurch ganz bewusst. Je nach Menge und Situation spritze ich entsprechend mehr Insulin oder laufe oder kombiniere sogar beides."

und selbstbewusster geworden, habe mich nach und nach an die „verbotenen" Lebensmittel gewagt, habe neue Freunde kennengelernt, mich mehr aufs Studium konzentriert. Und ich lernte meinen Mann kennen. Ab da ging es mir besser.

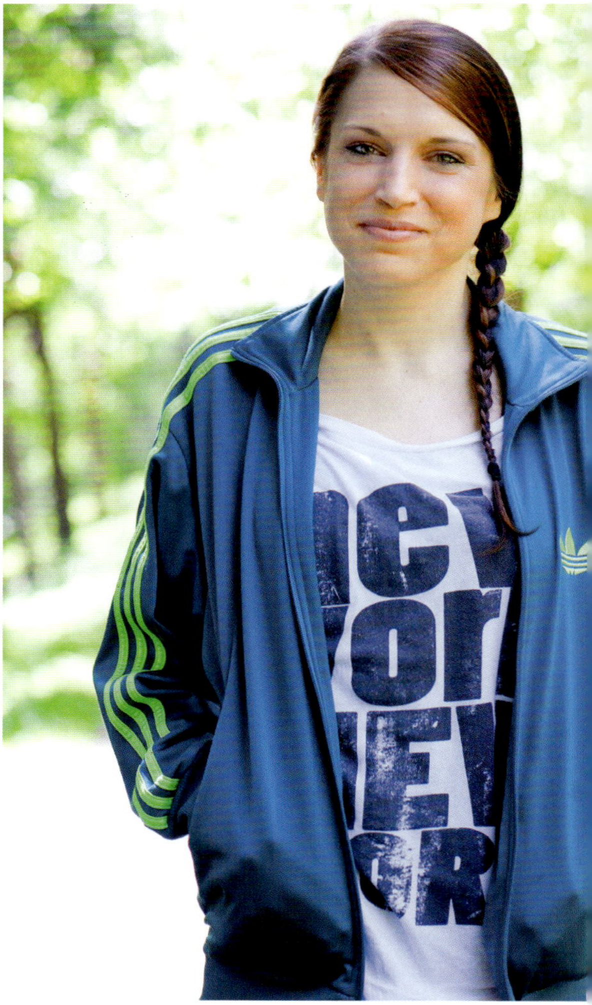

Diese Schwierigkeiten zu Anfang hatten viel damit zu tun, dass ich lange nach dem passenden Arzt gesucht habe. Zunächst bin ich immer wieder an Ärzte geraten, die zu sehr auf Diabetes Typ 2 fixiert waren. Die haben sich immer nur für meinen Bauchumfang und mein Gewicht interessiert. Schließlich bin ich bei einer sehr kompetenten und netten Fachärztin in einem Diabeteszentrum gelandet. Leider ist sie inzwischen im Ruhestand. Aber in diesem Zentrum stimmt die Betreuung. Mir ist wichtig, dass sich nicht nur der Arzt sehr gut mit Diabetes auskennt, sondern auch das Praxisteam. Genau das habe ich dort gefunden. Wenn heute Entscheidungen zu meiner Therapie anstehen, werde ich vom gesamten Team unterstützt und beraten. Und es werden weitere Fachärzte in die Behandlung einbezogen. Das hängt auch mit dem Disease-Management-Programm zusammen, an dem ich teilnehme. Aber meine heutige Ärztin, zu der ich ebenfalls ein sehr offenes und lockeres Verhältnis habe, zieht bei Bedarf grundsätzlich auch andere Fachärzte zurate.

Heute bin ich im Großen und Ganzen zufrieden mit mir und meinem Leben. Ich habe meine Hobbys quasi zu meinem Beruf gemacht. Ich bekomme die Unterstützung, die ich brauche – von meiner Familie, insbesondere von meinem Mann, und von meinen Ärzten. Hendrik gibt mir genau die Aufmerksamkeit, die ich brauche, achtet auf mich, ist aber nicht überfürsorglich. Wir wollen keine Kinder, weil unser Alltag auch so aufregend und spannend genug ist. Wenn schon, wäre ich gerne jung Mutter geworden, deutlich vor meinem 30. Geburtstag. Aber es hat sich eben anders ergeben. Heute bin ich viel zu viel unterwegs, um einem Kind die notwendige Aufmerksamkeit schenken zu können.

4

Wie der Diabetes behandelt wird, damit Sie Ihre Ziele erreichen

» Der Körper ist keine Maschine. Man macht alles möglichst genau und es funktioniert trotzdem nicht. Das bringt einen manchmal zum Verzweifeln. «

Elisabeth Flormann

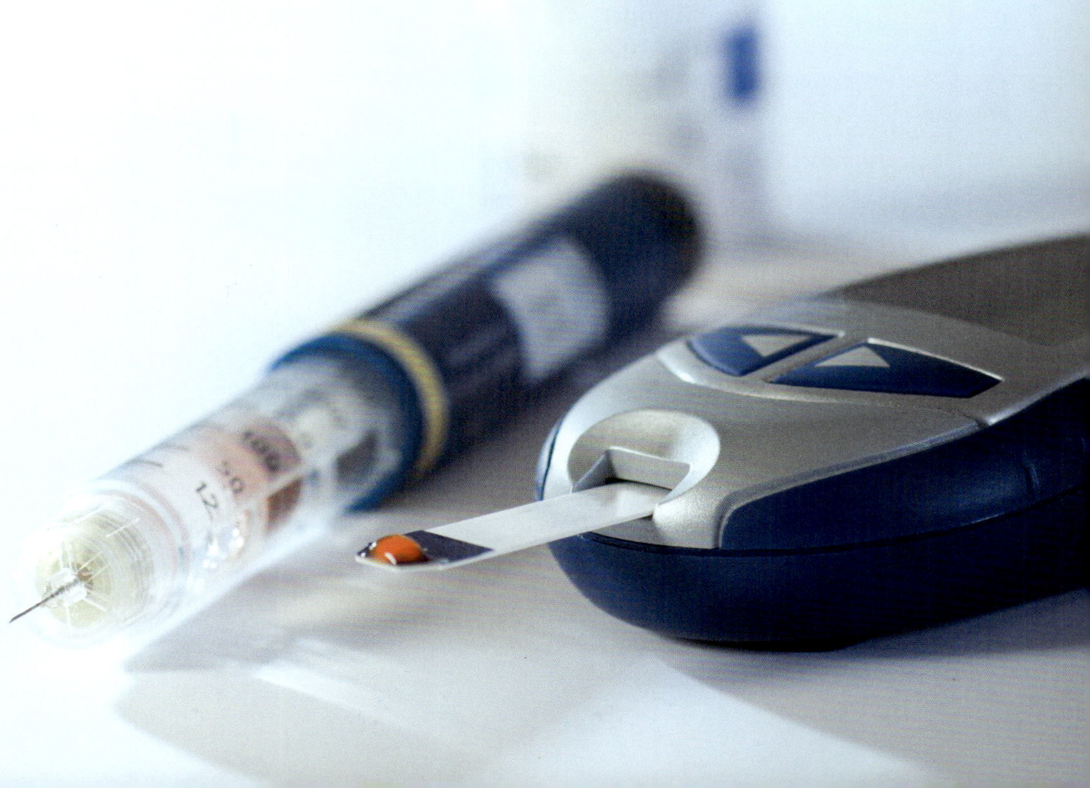

Wir atmen ein und aus, ob wir schlafen oder wachen. Unser Körper hält selbst bei Frost eine Temperatur von 37 Grad Celsius. Diese und tausend andere Lebensvorgänge laufen vollkommen automatisch ab. Wir müssen keinen Gedanken daran verschwenden. Auch den Blutzucker regelt unser Körper so perfekt, dass er im Bereich zwischen 80 und 120 Milligramm pro Deziliter bleibt. Sobald der Zucker aus dem Essen im Blut ankommt, gibt die Bauchspeicheldrüse so viel Insulin ab wie nötig, um den Spiegel wieder zu normalisieren. Und weil das körpereigene Insulin schon nach wenigen Minuten verbraucht ist, sinkt der Blutzucker nicht in den Keller, sondern bleibt oberhalb der 80-Milligramm-Marke.

Kapitel 5, Seite 72: „Schachmatt der Ketoazidose“

Diese natürliche Blutzuckerregulation ist bei Diabetes Typ 1 gestört. Was vor Ausbruch der Krankheit Ihr Körper allein erledigt hat, müssen Sie nun bewusst steuern. Sie übernehmen Aufgaben der Leber und der Bauchspeicheldrüse, indem Sie den Zuckerspiegel messen, die Kohlenhydratmengen im Essen schätzen und die passende Menge Insulin spritzen.

Die Natur als Vorbild

Nur wenn Sie Insulin spritzen, können Sie überleben. Mit Insulin verschwinden die Krankheitszeichen und Spätschäden werden ver-

Mehr Freiheit durch die Insulinpumpe?

In Deutschland nutzen rund 30.000 Patienten eine Insulinpumpe. Das Gerät wird mit schnell wirkendem Insulin gefüllt und am Körper getragen. Wie eine gesunde Bauchspeicheldrüse gibt die Pumpe dauernd eine geringe Menge Insulin ab. Auf das Verzögerungsinsulin können die Träger einer Insulinpumpe verzichten. Zu den Mahlzeiten stellen sie an der Pumpe die passende Insulinmenge ein. Das Berechnen der Insulinmenge und eine mehrmalige Blutzuckerkontrolle bleibt auch Pumpenträgern nicht erspart. Weil nur kurzzeitig wirksames Insulin verwendet wird, kann es bei Störungen des Insulinflusses leichter zu einer Ketoazidose kommen.

Vor dem Umstieg auf eine Insulinpumpe müssen Sie die intensivierte Insulintherapie beherrschen. Sie üben den Gebrauch der Pumpe im strukturierten Schulungsprogramm. Eine Insulinpumpe wird manchmal empfohlen, wenn Patienten häufig schwere Unterzuckerungen haben, vor und während einer Schwangerschaft oder wenn der Tagesablauf sehr unregelmäßig ist.

mieden, verzögert oder gemildert. Im Laufe der rund 80 Jahre, seit Forscher das Insulin entdeckt haben, sind verschiedene Formen der Insulinbehandlung erprobt worden. Sie unterscheiden sich in der Art des Insulins und in der Art und Häufigkeit der Insulingabe.

Ungefähr ein Drittel aller mit Insulin behandelten Patienten wenden heute die „intensivierte Insulintherapie" an, auch „Basis-Bolus-Therapie" oder „funktionelle Insulintherapie" genannt. Diese Form der Therapie kommt der natürlichen Blutzuckerregulation sehr nahe. Bei normaler Funktion gibt die Bauchspeicheldrüse dauernd etwas Insulin ab. Zu den Mahlzeiten schüttet sie dann zusätzlich die Menge aus, die zum Abbau des Blutzuckers nötig ist. Ganz ähnlich läuft die intensivierte Therapie: Zweimal täglich, morgens und abends, spritzen Sie ein lang wirkendes Insulin (Verzögerungsinsulin) als Basis. Wenn Sie eine Insulinpumpe verwenden, wird fortlaufend eine geringe Basalrate an Normalinsulin unter die Haut transportiert. Zusätzlich spritzen (oder pumpen) Sie zu den Mahlzeiten, in der Regel dreimal täglich, die passende Menge eines schnell wirksamen Insulins, den Bolus (= Klumpen, großer Bissen).

Ohne Schulung ist eine intensivierte Insulintherapie nicht möglich.

Intensivierte Insulintherapie lernen

Diese Form der Behandlung ist wirklich „intensiv". Nicht nur, dass Sie sich meist viermal täglich Insulin spritzen müssen, ebenso häufig müssen Sie den Stoffwechsel kontrollieren, also den Zucker im Blut messen. Auch müssen Sie bereit sein, einiges neu zu lernen. Ohne eine umfangreiche Schulung klappt die intensivierte Therapie nicht. Das strukturierte Schulungs- und Behandlungsprogramm macht Sie mit der intensivierten Insulintherapie vertraut. Sie lernen die Stoffwechselkontrolle und das Schätzen der Kohlenhydratmenge im Essen. Sie üben das Anpassen der Insulindosis und werden auf besondere Situationen vorbereitet. Nach einer guten Schulung werden Begriffe wie BE-Faktor, Korrekturzahl und

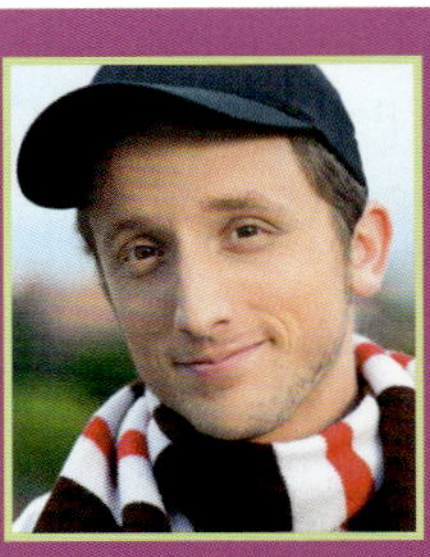

„Die intensivierte Therapie muss man lernen. Nach einiger Zeit schätzt man die Insulinmenge ungefähr ab. Wenn es nicht gepasst hat, reguliert man eben ein bisschen nach. Bei Schokolade zum Beispiel habe ich anfangs wirklich ausprobiert, wie viel ich spritzen muss." **Jan Christen**

vieles mehr keine „böhmischen Dörfer“ mehr für Sie sein. Was auf den ersten Blick wie ein kompliziertes Rechenkunststück erscheint, wird Ihnen in Fleisch und Blut übergehen. Eine Schulung zur intensivierten Insulintherapie dauert in der Regel 15 bis 20 Stunden. Allerdings kann es anschließend noch einige Zeit dauern, auch mehrere Wochen oder Monate, bis Sie richtig fit sind im selbstbestimmten Umgang mit dem Insulin. Sie brauchen Neugier und Durchhaltevermögen. Fragen Sie Ihren Arzt, wo Sie an einem strukturierten Schulungsprogramm zur intensivierten Therapie teilnehmen können.

Kapitel 8, Seite 111: „Anforderungen an eine Diabetes-Schulung“

Den Diabetes beherrschen

Lohnt sich der Aufwand? Das müssen Sie selbst entscheiden. Ihr Arzt wird Sie beraten, er kann Ihnen jedoch keine Behandlungsform aufdrängen. Sie selbst wissen am besten, welche Anforderungen eine Insulintherapie für Sie erfüllen muss. Um Ihnen einen Anhaltspunkt zu geben, welche Fragen für Sie bei Ihrer Entscheidung von Bedeutung sein könnten, finden Sie im Anschluss an dieses Kapitel ein Arbeitsblatt, in dem Sie stichpunktartig das Für und Wider eintragen können.

Im DMP Diabetes Typ 1 ist die intensivierte Therapie der Behandlungsstandard. Mit der intensivierten Insulintherapie gewinnen Sie Freiheit, denn Sie passen die Insulinmenge Ihrem Nahrungsbedarf an. Sie können essen, wann Sie wollen. Sie können nahezu essen, was Sie möchten, so viel Sie mögen und so häufig Sie wollen. Sie müssen den Tagesablauf nicht mehr an den Diabetes und einen starren Plan anpassen, sondern können Ihren Alltag freier gestalten. Wenn Sie gerade keine Zeit haben zu essen oder keinen Appetit, lassen Sie eine Mahlzeit weg. Wenn Sie mittags wenig Hunger haben, essen Sie weniger. Wenn Sie abends gemütlich im Restaurant ein Drei-Gänge-Menü genießen wollen, können Sie sich auch darauf mit der passenden Insulinmenge einstellen.

Die intensivierte Insulintherapie erweitert die persönliche Freiheit.

Viele Patienten empfinden die intensivierte Insulintherapie deshalb als eine Verbesserung ihrer Lebensqualität. Sie fühlen sich dem Diabetes weniger ausgeliefert. Sie beherrschen den Diabetes statt vom Diabetes beherrscht zu werden. Sie werden ein Stück weit unabhängiger von Ärzten und Kliniken, weil Sie selbst zum Experten Ihrer Krankheit werden. Sie werden auch in Ausnahmesituationen, wie beispielsweise bei Fieber oder Durchfall, besser entscheiden können, denn das Messen und Rechnen ist für Sie Gewohnheit. Und was die medizinischen Ergebnisse angeht: Es hat sich gezeigt, dass die intensivierte Therapie den Langzeit-Blutzuckerwert (HbA1c) verbessert. Deshalb treten unter dieser Behandlung seltener und geringere Diabetes-Folgeschäden an Augen, Nieren und Nerven auf.

Essen heißt rechnen

Als großer Vorzug der intensivierten Insulintherapie gilt, dass Patienten mit Typ-1-Diabetes genauso essen und trinken können wie Nicht-Diabetiker. Das stimmt, was die Essenszeiten, die Mengen und die Auswahl der Lebensmittel angeht. Doch Sie müssen wissen, wie die Lebensmittel auf den Blutzucker wirken. Dabei helfen Tabellen und die Angaben auf den Verpackungen der Lebensmittel. Wichtig für Sie ist der Kohlenhydratgehalt. Die Broteinheit hat sich auf vielen Lebensmittelpackungen gehalten. Da sich mit zwölf Gramm aber schlecht rechnen lässt, ist die Kohlenhydrat-Einheit erfunden worden (zehn Gramm Kohlenhydrate). Einige Patienten rechnen inzwischen mit „Schätzeinheiten“ von zehn bis zwölf Gramm.

Nichts kann die persönliche Erfahrung ersetzen.

Wenn Sie Kohlenhydrat-Austauschtabellen nutzen, ist es wichtig, sich ab und zu eine neue Auflage zu beschaffen. Die Angaben haben sich im Laufe der Jahre verändert. Beispielsweise werden heute die Ballaststoffe besser berücksichtigt. Doch nichts kann Ihre eigenen Erfahrungen ersetzen. Denn der Stoffwechsel reagiert bei jedem etwas anders und einige Lebensmittel werden Sie in keiner Tabelle finden. Sie können selbst testen, wie diese Lebensmittel auf Ihren Blutzucker wirken. Sprechen Sie mit Ihrem Arzt oder der Diabetesberaterin darüber. Auch wenn die Diabetes-Diät mit ihren strengen Vorschriften und Verboten inzwischen der Vergangenheit angehört: Regeln für das gesunde Essen und Trinken

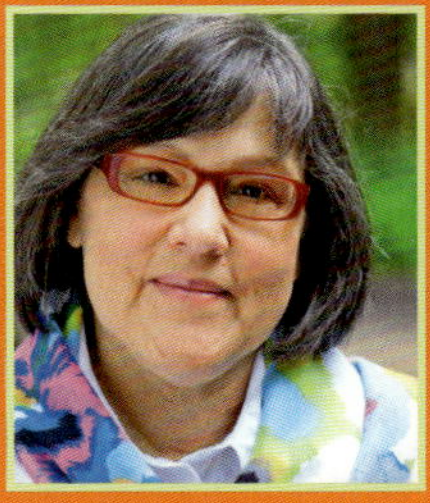

„Die intensivierte Therapie ist eine bequeme, sehr flexible Sache. Ich kann die Mahlzeiten ein wenig schieben in der Zeit, dann eine kleine Mahlzeit nehmen und spritze entsprechend weniger, um vielleicht abends mehr zu essen oder umgekehrt.“

Elisabeth Flormann

gelten nach wie vor, aber sie unterscheiden sich nicht von denen für Nicht-Diabetiker.

Von den Typ-1-Diabetikern, die an einer Schulung zur intensivierten Therapie teilgenommen haben, entscheiden sich fast 90 Prozent für diese Behandlung. Einige bleiben aber auch bei der konventionellen Insulintherapie. Bei dieser Therapie spritzen die Patienten meist zweimal täglich, vor dem Frühstück und vor dem Abendessen, Mischungen von Normal- und Verzögerungsinsulin. Möglich ist auch, abends ausschließlich Verzögerungsinsulin zu spritzen. Die Anteile verändern viele Patienten selbst, um sich zum Beispiel auf Bewegung einzustellen. Weil bei der konventionellen Therapie immer relativ viel Insulin im Blut ist, müssen die Patienten einen starren Essplan einhalten. Sie essen zu festgelegten Zeiten und nehmen die vorgegebenen Kohlenhydratmengen zu sich – egal, wie groß der Hunger ist und worauf sie Appetit hätten. Besonders das Mittagessen und Zwischenmahlzeiten dürfen nicht ausfallen, sonst geraten die Patienten in eine Unterzuckerung. Auch bei der konventionellen Therapie sollte der Blutzuckerwert ein- bis zweimal täglich selbst gemessen werden. Das empfehlen die Behandlungsleitlinien für Diabetes Typ 1 der Deutschen Diabetes Gesellschaft (DDG).

Die konventionelle Therapie setzt einen starren Essplan voraus.

Spritze oder Pen?

Die Zeiten der Mehrweg-Spritzen sind vorbei – und damit auch die Zeiten, in denen das Spritzen wehtat, weil die Nadel stumpf war. Viele Patienten spritzen heute das Insulin mit Einweg-Spritzen aus Plastik mit aufgeschweißter Kanüle.

Am beliebtesten sind die Insulin-Pens, deren Aussehen eher an einen Schreibstift als an eine Spritze erinnert. In den Pen legen Sie eine Patrone mit dem Insulin für mehrere Injektionen ein und stellen die gewünschte Menge mit einem Dosierknopf ein. Nachteil: Meistens wird ein Rest Insulin aus der Patrone verworfen, weil er nicht mehr für eine Injektion reicht. Die meisten Pens sind so gebaut, dass nur das Insulin eines Herstellers verwendet werden kann, aber es gibt auch Pens für die Insuline mehrerer Hersteller. Den Umgang mit dem Pen üben Sie im Rahmen einer Schulung. Sie sollten nur auf den Pen umsteigen, wenn Sie ihn danach regelmäßig nutzen.

Wer schreibt, der bleibt

Für welche Therapie Sie sich auch entscheiden, notieren Sie in einem Tagebuch, was Sie spritzen, essen und messen. So können Sie Rückschlüsse für Ihre Insulintherapie ziehen. Wenn Sie die Hefte aufheben, haben Sie später eine wertvolle Informationsquelle: Wie war das damals, als Sie im Urlaub waren oder als Sie sich mit einer Grippe angesteckt hatten, was haben Sie gespritzt und gegessen, wie waren die Blutzuckerwerte?

Das Diabetes-Tagebuch: Eine gute Grundlage für das Arzt-Gespräch.

Das Diabetes-Tagebuch dient auch als Grundlage für Ihr Gespräch mit dem behandelnden Arzt und der Diabetesberaterin. Sie können das Tagebuch auch elektronisch anlegen, selbst Formulare entwerfen oder vorgegebene Tabellen nutzen. Computerprogramme und Smartphone-Apps bieten zum Teil auch Auswertungen Ihrer Daten und eine bildliche Darstellung in Form von Kurven oder Säulendiagrammen an.

Im „Gesundheitspass Diabetes", den Sie bei Ihrem Arzt, der Deutschen Diabetes Gesellschaft (DDG) oder den Selbsthilfe-Organisationen für Patienten erhalten, werden Ihre persönlichen Daten und Ergebnisse ärztlicher Untersuchungen festgehalten.

Anhang, Seite 152: „Adressen: Hier finden Sie Unterstützung"

Insulin ist nicht gleich Insulin

In der Frühzeit der Therapie stand ausschließlich Insulin aus den Bauchspeicheldrüsen von Rindern und Schweinen zur Verfügung. Heute sind in Deutschland rund 90 Insulinpräparate auf dem Markt. Die große Mehrheit der Patienten spritzt Humaninsulin. Es wird gentechnisch hergestellt und gleicht dem menschlichen Insulin. Normalinsulin wirkt rund vier bis sechs Stunden. Verzögerungsinsulin wird so aufbereitet, dass es bis zu zwölf Stunden wirkt.

Zuletzt auf den Markt gekommen sind Analoginsuline. Sie haben einen anderen Aufbau als Human- und tierisches Insulin und wirken entweder schneller oder länger. Ihre Sicherheit im Langzeitgebrauch und die bessere Wirksamkeit sind bisher nicht ausreichend untersucht. Im DMP Diabetes wird Humaninsulin empfohlen. Falls der Arzt im Rahmen der individuellen Therapieplanung dennoch Analoginsuline verordnet, muss er den Patienten über Nutzen und Risiken aufklären.

Die richtige Therapie für mich?

Wenn Sie Kapitel 4 „Wie der Diabetes behandelt wird“ gelesen haben, fragen Sie sich möglicherweise, ob Sie von der konventionellen auf die intensivierte Therapie umsteigen sollen. Sprechen Sie darüber mit Ihrem behandelnden Arzt. Zur Vorbereitung des Gesprächs könnten Sie Ihre Überlegungen und Fragen hier notieren.

Was mir an meiner gewohnten Behandlung, der konventionellen Insulintherapie, gefällt:

Was mich an der konventionellen Therapie stört:

Was ich mir von der intensivierten Insulintherapie erhoffe:

Warum ich (noch) nicht auf die intensivierte Therapie umsteigen will:

Hätten Sie's gewusst?

Ein kleines Quiz zum Diabetes mit Lösungen

Richtig oder falsch?

Bei der konventionellen Insulintherapie können die Patienten auf eine Blutzucker-Selbstkontrolle verzichten.

Falsch … *auch bei der traditionellen Therapieform mit ein bis zwei Insulingaben täglich sollten Sie den Blutzucker ein- bis zweimal pro Tag selbst kontrollieren.*

Richtig oder falsch?

Patienten mit Typ-1-Diabetes können essen und trinken, worauf sie Lust haben.

Richtig … *wenn Sie die intensivierte Therapie mit an die Mahlzeiten und die Blutzuckerhöhe angepassten Insulinmengen anwenden.*

Richtig oder falsch?

Die intensivierte Therapie ist nur etwas für Abiturienten mit einem Draht zur Mathematik.

Falsch … *im Rahmen des strukturierten Schulungs- und Behandlungsprogramms kann jeder die intensivierte Insulintherapie erlernen.*

Du musst das jetzt schaffen – Studieren, Beruf, aber heiraten?

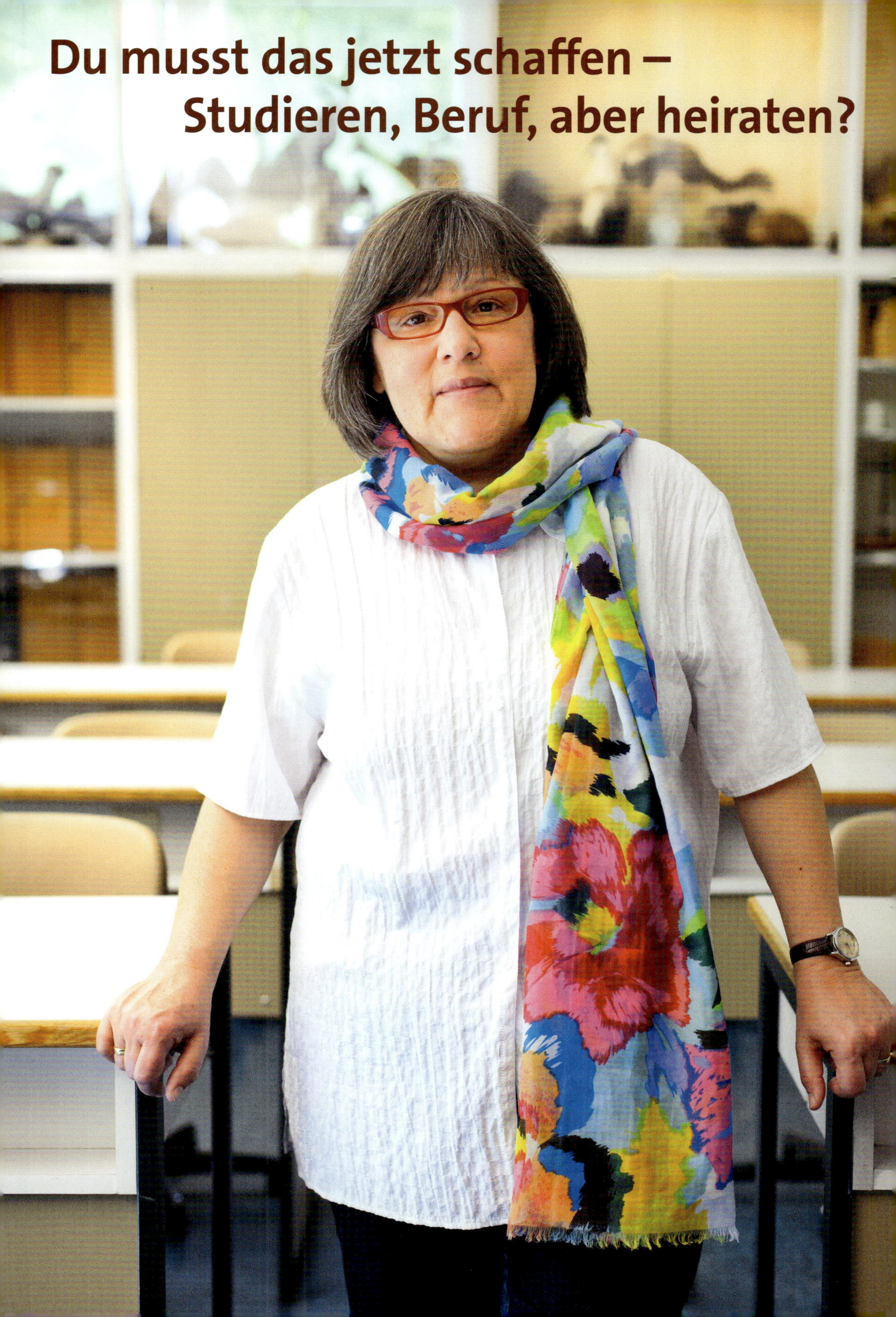

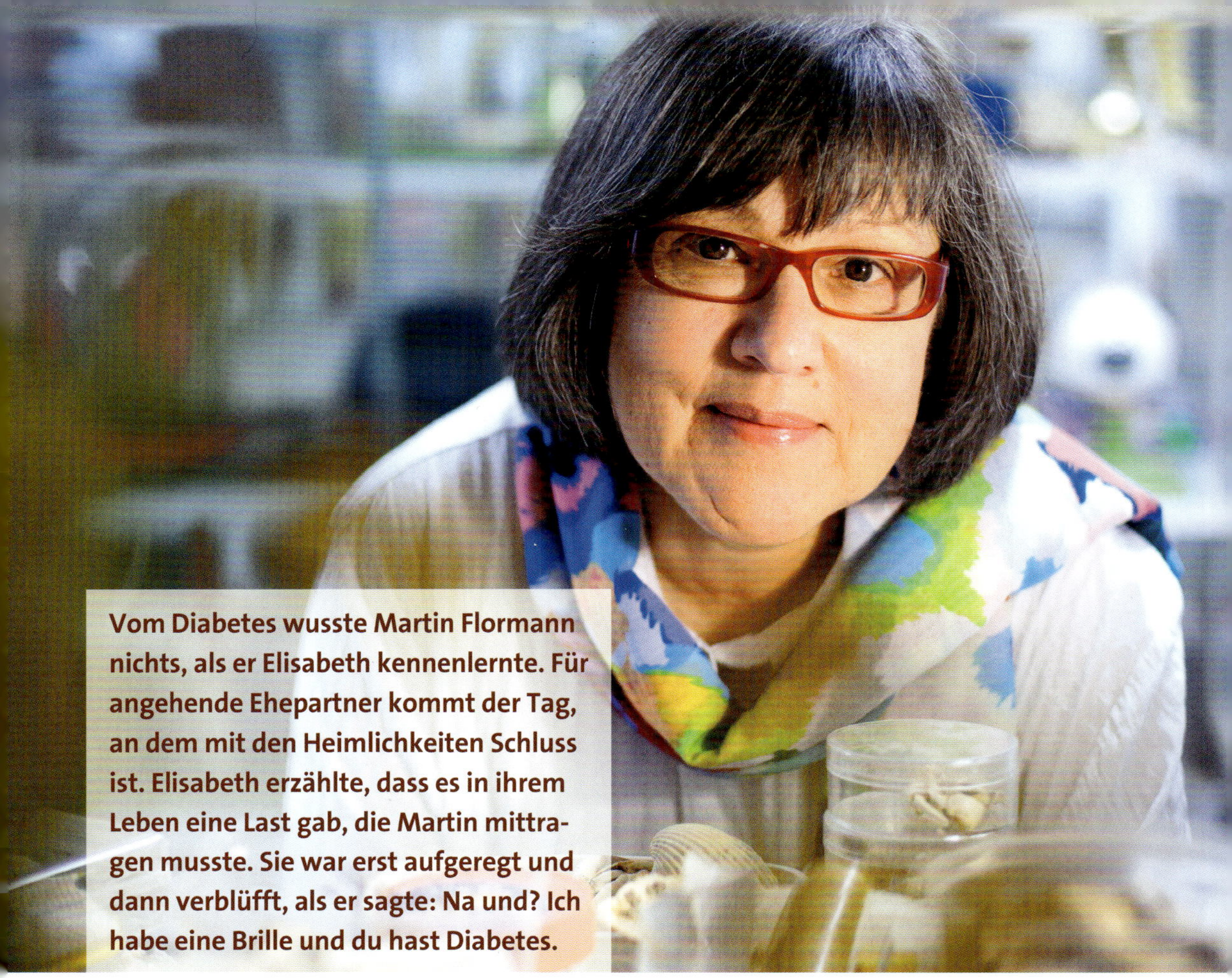

Vom Diabetes wusste Martin Flormann nichts, als er Elisabeth kennenlernte. Für angehende Ehepartner kommt der Tag, an dem mit den Heimlichkeiten Schluss ist. Elisabeth erzählte, dass es in ihrem Leben eine Last gab, die Martin mittragen musste. Sie war erst aufgeregt und dann verblüfft, als er sagte: Na und? Ich habe eine Brille und du hast Diabetes.

Das hat mich völlig umgeworfen, dass er sagen konnte: Na und? Ich hatte gedacht, entweder er sagt, es macht mir nichts aus oder er sagt, na gut, aber damit will ich nichts zu tun haben. Das wäre eine mögliche Konsequenz gewesen. Weil ich mittlerweile viel über die Krankheit wusste und auch über das, was unter Umständen später kommen könnte, habe ich zu Martin gesagt: Überleg dir das genau, ob du dich damit auseinandersetzen willst. Oder ob du sagst, nein, damit will ich nichts zu tun haben, ich möchte nicht darüber nachdenken, dass ich vielleicht eine Frau haben könnte, die ich einmal pflegen muss. Das kann zwar jedem passieren. Es kann ja jedem von uns ein Ziegelstein auf den Kopf fallen oder ein Gefäß platzen. Aber so etwas passiert dann plötzlich. Während Diabetes ein Leben lang dauert und späte Schäden immer möglich sind.

Martin Flormann weigerte sich ein doppeltes „Ja-Wort" zu geben. Ein klares „Ja" zu Elisabeth, sicher. Aber ein extra „Ja" zum Diabetes? Das war für ihn überflüssig. Der besondere Zuckerstoffwechsel war nicht mehr als eine von vielen Eigenschaften seiner Frau.

Essen bedeutete für mich unentwegt rechnen. In den ersten Jahren beschränkte sich die Rechnerei nicht nur auf Broteinheiten. Ich musste auch Fett und Eiweiß berechnen. Das war alles strengstens festgelegt.

50 Gramm Wurst enthalten zehn Gramm Fett und fünf Gramm Eiweiß. Das habe ich jeden Abend aufgeschrieben, ganz streng. Ein komplettes Auswendiglernen von Kohlenhydrat-Austauschtabellen. Immer rechnen von morgens bis abends. Nie Schokolade, nie Kuchen, nie etwas außer der Reihe, was im Plan nicht vorgesehen war.

Dann wurde es besser, weil ich mit den Broteinheiten etwas variieren konnte. Es hieß nicht mehr, um acht Uhr zwei Broteinheiten und um zehn einen Apfel, sondern es hieß: Du kannst zum Frühstück zum Beispiel ein Brötchen essen und isst um zehn Uhr eine Banane. Ich habe jahrelang zum Frühstück Buttermilch trinken müssen. Dabei hasse ich Buttermilch. Als es schließlich Diabetikerschokolade und entsprechenden Kuchen zu kaufen gab, war das toll. Aus heutiger Sicht war der Geschmack dieser Dinge grauenhaft und inzwischen gelten sie auch als überflüssig. Aber damals erschien es mir als unglaublicher Fortschritt, dass es so etwas gab, etwas Süßes speziell für Diabetiker.

> Verstehen, was in ihrem Körper vorging – das war Elisabeth Flormann von Anfang an wichtig. Wenn der Körper schon ein Eigenleben führte, wollte sie wenigstens durchschauen, nach welchen Regeln er funktioniert.

Es ist für mich einfacher, etwas zu machen und zu befolgen, wenn ich weiß, wozu es gut ist. Was ein Zuckerkreislauf ist, wusste ich inzwischen. Im Bethesda-Krankenhaus in Duisburg legte der Arzt großen Wert darauf, dass ich auch die Hintergründe kannte und nicht nur die Regeln, an die ich mich wegen der Krankheit halten musste. Mir hat das geholfen, weil ich mein Leben lang Angst hatte vor Dingen, die ich nicht begreifen konnte, vor unbekannten Dingen, vor Dingen, bei denen man nicht weiß, wie sie funktionieren. Das war schon immer so. Oder es ist durch meine Krankheit gekommen, das mag einander bedingen. Einfach zu wissen, der Körper funktioniert nach bestimmten Regeln, erleichtert einem manches. Man kann es beeinflussen und das macht den Umgang damit leichter.

> Manche Ärzte haben Elisabeth Flormann besonders geholfen. Ärzte, die wussten, dass das Leben mit der Krankheit schwieriger ist als die Krankheit selbst.

Er war zu seiner Zeit ein berühmter Professor, ein konservativer, klassischer Arzt im weißen Kittel. Aber er war ein Mensch, zu dem ich sofort Vertrauen hatte. Er war sehr offen und hat nie einen Schritt gemacht, ohne ihn zu begründen. Wenn ich ihn brauchte, war er da. Wenn ich zu ihm fuhr, ging es immer erst um private Dinge. Ob das jetzt die Sache war, dass ich meinen Mann kennenlernte oder dass er fragte: Willst du keine Kinder haben? Um Gottes willen, ich wollte nie Kinder haben, aus Gründen, die meine Krankheit betrafen. Er fragte, was macht das Studium, kommst du zurecht? Man hatte immer den Eindruck, das alles war wichtiger als die medizinische Seite. Das hat ihn so sympathisch gemacht. Er hat die Krankheit nicht beschönigt, er hat deutlich gesagt: Wenn du das nicht so machst, musst du damit rechnen, dass dir Folgendes passiert. Er hat auch immer versucht klarzumachen, je näher du der Krankheit trittst, desto besser kannst du sie beherrschen. Und er hat gesagt: Du trägst die Verantwortung für dich. Ich kann dich beraten, aber die Verantwortung musst du selbst übernehmen. Und das Ende der 60er-Jahre.

Einmal war ich im Bethesda-Krankenhaus in Duisburg, da hatte ich eine Virusgrippe. Das war vor dem Abitur, ich war 17. Ich hatte eine Blutsenkung von 100 zu 110, normal ist sieben zu 14. Es folgten drei Wochen Klinik, weil man Angst hatte, dass der Diabetes entgleisen könnte. Aber diesmal war ich nicht so festgenagelt. Ich konnte aufstehen, spazieren gehen, es war relativ unproblematisch. Ich hatte Karten für ein Udo-Jürgens-Konzert. Ich habe auf den Professor eingeredet und er hat mir Urlaub gegeben für den Abend. Das Konzert war in Duisburg und ich durfte hin. Ich habe ein Poster mitgebracht und es über meinem Krankenbett aufgehängt, sehr zum Unwillen des Professors, weil seine Frau Opernsängerin war und er Vorsitzender eines Vereins für klassische Musik. Übrigens war das Wort „krank“ bei ihm verpönt, er sagte „bedingt gesund“. Er sagte aber auch: Diabetes ist keine Schande, aber eine besondere Ehre ist es auch nicht.

»Nie Schokolade, nie Kuchen, nie etwas, was aus dem Plan ausbrach. Ich habe jahrelang zum Frühstück Buttermilch trinken müssen. Ich hasse Buttermilch.«

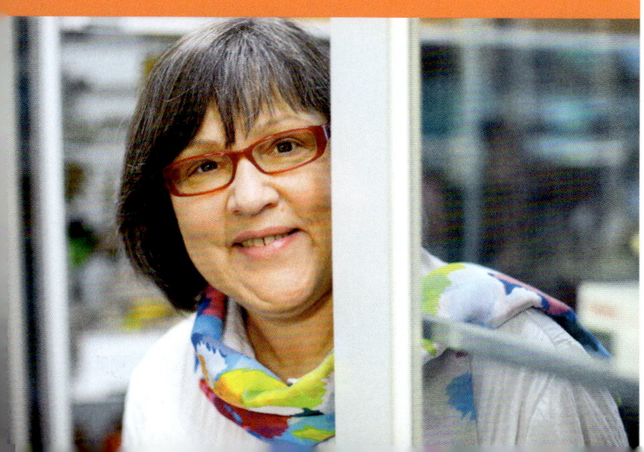

[Die Krankheit blieb für Elisabeth Flormann trotzdem lange ein Makel, der ausgeglichen werden musste.]

Meine Krankheit gab mir ein Gefühl von Minderwertigkeit. Ich versuchte deshalb, möglichst perfekt zu sein. Ich war eine gute Schülerin, ich war eine gute Sportlerin, ich habe Schwimm-Meisterschaften gewonnen. Das diente, im Nachhinein betrachtet, der Kompensation. Da war etwas, das nicht richtig funktionierte, also musste der Rest möglichst perfekt funktionieren. Die Erfolge taten mir zweifelsohne gut, aber diese Einstellung zur Krankheit machte mir das Leben schwer. Ich bin an meinen hohen Ansprüchen manchmal auch gescheitert.

Zu Beginn meines Studiums war ich, gemessen an meinen Ansprüchen, eine ziemlich miserable Studentin. Die ersten drei Monate dieser Zeit habe ich bestimmt mehr mit Heulen zugebracht als mit dem normalen Leben. Danach wurde ich trotzig und sagte mir, jetzt erst recht. Du hörst nicht auf, du musst das jetzt schaffen, du musst das auch mit oder wegen oder gegen deine Krankheit schaffen. Ich habe zwar ein paar Semester mehr gebraucht wegen meines Perfektionismus, aber es hat funktioniert.

5

Zwischenfälle in der Insulintherapie und wie Sie damit umgehen

» Bei schweren Unterzuckerungen, wenn man alleine nicht mehr klarkommt, rate ich immer, gleich den Krankenwagen zu rufen. Denn der Partner oder die Familie ist mit der Situation oft überfordert. «

Stefanie Blockus

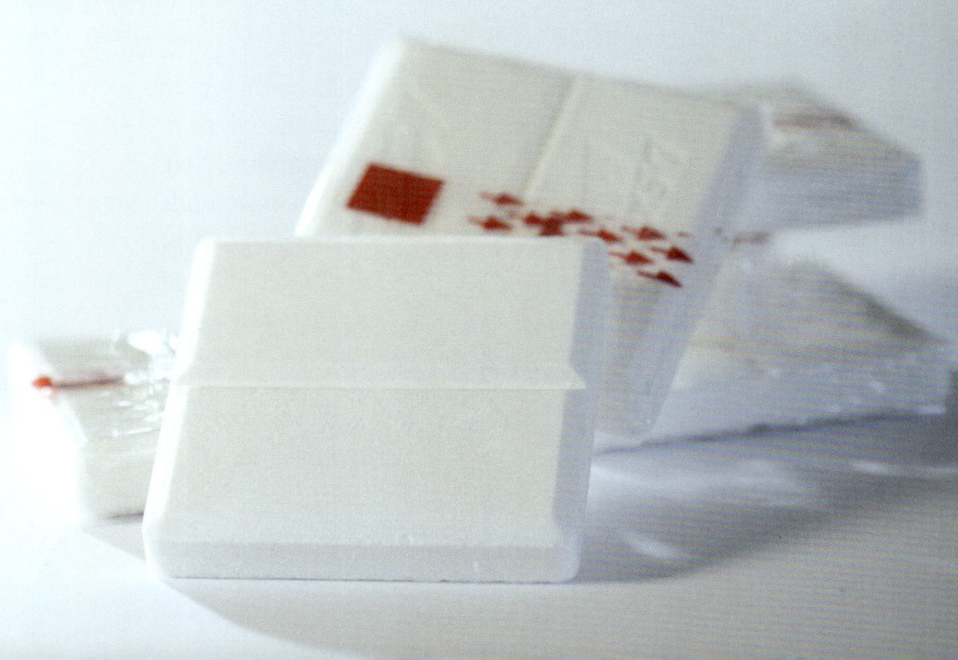

Manche Patienten sagen, wenn sie eine Unterzuckerung hatten: Ich habe geschockt. Sie beschreiben damit die Situation sehr treffend. Die Zeichen einer schweren „Hypo“ (Hypoglykämie = Unterzuckerung) eignen sich durchaus, uneingeweihte Mitmenschen zu schockieren. Und auch bei Ihnen sitzt der Schreck sicher tief, wenn Sie eine schwere Unterzuckerung am eigenen Leibe erfahren haben.

Kapitel 8, S. 112: „Sicherheit in allen Lebenslagen“

Mit der künstlichen Insulinzufuhr über Spritze oder Pumpe können Sie den Zuckerstoffwechsel nicht so fein steuern wie der Körper ohne Diabetes von Natur aus. Unter Insulintherapie kann der Blutzucker nach oben oder unten entgleisen. Starke Überzuckerungen mit Koma (Ketoazidose) treten eher selten auf. Wie Sie die Warnzeichen einer Ketoazidose erkennen und was in einem solchen Fall zu tun ist, zeigt Ihnen das Schaubild auf Seite 76. Unterzuckerungen sind dagegen häufig. Mit Insulin behandelte Patienten geraten durchschnittlich ein- bis zweimal pro Woche in eine leichte Hypoglykämie, manche öfter, andere seltener. Von leichter Unterzuckerung sprechen die Mediziner, wenn sich Patienten noch selbst helfen können, indem sie sofort Traubenzucker essen oder gezuckerte Getränke trinken. Bei guter Schulung und Betreuung haben rund zehn Prozent der Patienten mit Diabetes Typ 1 durchschnittlich nur alle sechs bis sieben Jahre einmal

Die Zeichen für eine Unterzuckerung

Daran erkennen Patienten mit Typ-1-Diabetes selbst eine Unterzuckerung
(nicht jeder Patient spürt alle Anzeichen, mancher will sie nicht wahrhaben oder ignoriert sie):

- Schweißausbruch
- Zittern
- Unruhe
- Sehstörungen
- Heißhunger
- Konzentrationsstörungen
- Schwächegefühl
- Herzklopfen
- Kopfschmerzen
- taubes Gefühl an Mund, Beinen oder Händen

Daran erkennen andere die Unterzuckerung bei einem Diabetes-Patienten:

- Blässe
- Schwitzen
- Unruhe
- Gangstörungen
- Wesensveränderungen, beispielsweise mit unbegründetem Lachen oder Weinen
- Aggressivität

eine schwere Unterzuckerung mit Krampfanfall. Von schwerer Unterzuckerung sprechen Ärzte, wenn Patienten auf fremde Hilfe angewiesen sind. Manche Unterzuckerungen bleiben unbemerkt, entweder weil sie nachts auftreten oder weil trotz eines extrem niedrigen Zuckerspiegels die Anzeichen fehlen.

Leichte Unterzuckerungen bedeuten erst einmal keine Gefahr für Sie. Wichtig ist, dass Sie und die Menschen in Ihrer Umgebung die Zeichen kennen und richtig reagieren. So verhindern Sie, dass aus einer leichten Unterzuckerung eine schwere wird. Zwar hinterlassen sogar schwere Hypos nach heutigem Kenntnisstand keine bleibenden Hirnschäden. Wenn der Blutzuckerspiegel sehr tief sinkt, besteht aber die Gefahr, dass Sie bewusstlos werden, stürzen und sich verletzen. Bewusstlosigkeit kann beim Autofahren, beim Arbeiten beispielsweise auf einer Leiter, einem Dach oder beim Wassersport schwerwiegende Folgen haben. Deshalb sollten Ihre Kollegen, Ihre Familie und Ihre Freunde über die Möglichkeit einer Unterzuckerung Bescheid wissen. Sie müssen die Anzeichen kennen und wissen, was sie im Notfall zu tun haben. Wenn Sie die anderen informieren, helfen Sie nicht nur sich selbst. Wenn Kollegen und Angehörige wissen, wie eine Unterzuckerung aussieht und was sie tun können, werden auch sie sich sicherer fühlen. Damit Sie die Anzeichen einer Unterzuckerung im Zweifel griffbereit haben und die Menschen in Ihrem direkten Umfeld wissen, wie sie Ihnen im Falle einer schweren Unterzuckerung helfen können, finden Sie am Ende dieses Kapitels Arbeitsblätter, die Sie kopieren und ausfüllen können.

Tapferkeit hilft nicht

Bei Menschen mit Diabetes Typ 1 treten die Zeichen für eine Unterzuckerung unter Umständen schon bei einem Blutzuckerwert von 100 mg/dl auf. Andere Patienten spüren nicht einmal etwas, wenn ihr Wert bei 30 mg/dl liegt. Die Unterzuckerung lässt sich also nicht an einer bestimmten Zahl festmachen. Die Ärzte empfehlen nach heutigem Kenntnisstand, dass der Blutzucker

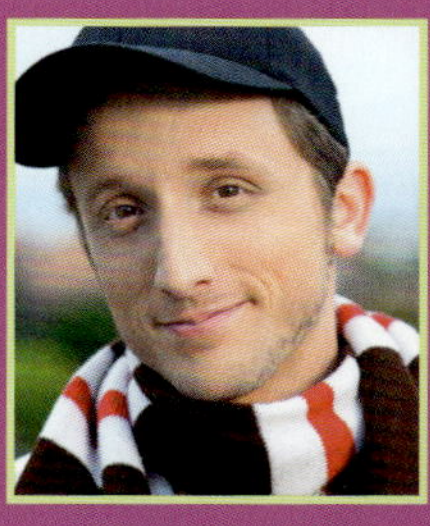

„Anfangs bin ich oft mitten in der Nacht aufgewacht, habe geschwitzt und gezittert. Ich hatte Mühe, den Blutzucker hoch zu bekommen. Teilweise wollte ich vor lauter Unsicherheit zu viel Zucker zuführen. Inzwischen komme ich besser klar und habe natürlich immer Traubenzucker griffbereit.“

Jan Christen

Was Sie selbst bei leichter Unterzuckerung tun können

- Bei Anzeichen für eine Unterzuckerung und einem Blutzuckerwert zwischen 60 und 80 mg/dl benötigen Sie zwei Täfelchen (10 g) Traubenzucker oder ein halbes Glas (0,1 Liter) zuckerhaltiges Getränk.
- Bei einem Blutzuckerwert unterhalb von 60 mg/dl benötigen Sie in der Regel vier bis sechs Täfelchen (20-30 g) Traubenzucker oder ein Glas (0,2-0,3 l) zuckerhaltiges Getränk.
- Liegt der Blutzuckerwert unterhalb von 40 mg/dl, brauchen Sie sechs Täfelchen (30 g) Traubenzucker oder ein großes Glas (0,3 l) zuckerhaltiges Getränk.

Geeignet sind Traubenzucker, süße Getränke wie Apfel- oder Orangensaft sowie gezuckerte Fruchtsaftgetränke. Süßigkeiten eignen sich nicht, weil deren Zucker zu langsam aufgenommen wird. Diät- oder Light-Getränke enthalten keinen oder zu wenig Zucker.

Kapitel 11, S. 151: Umrechnungstabelle Blutzuckereinheiten

bei Insulinbehandlung nicht unter 60 mg/dl liegen sollte. Wenn Sie einen Wert von beispielsweise 50 mg/dl messen, sollten Sie unverzüglich gegensteuern, auch wenn Sie keine Anzeichen für eine Hypo spüren. Wenn Sie die Vorboten einer Unterzuckerung wahrnehmen, greifen Sie sofort zu Traubenzucker oder einem gezuckerten Getränk und messen anschließend den Blutzucker. 20 Gramm Traubenzucker erhöhen den Blutzuckerwert um circa 50 mg/dl. Manchmal scheint der Zucker nicht im Blut anzukommen. Dann ist so viel Insulin im Blut, dass Sie mehr als 20 Gramm benötigen. Wie viel Traubenzucker oder Getränk Sie bei welchem Zuckerwert wann zu sich nehmen müssen, können Sie im Kasten „Was Sie selbst tun können“ und „Was Ihre Angehörigen tun können“ nachlesen. Diese Informationen sind fester Bestandteil des strukturierten Schulungs- und Behandlungsprogramms für Patienten mit Diabetes Typ 1.

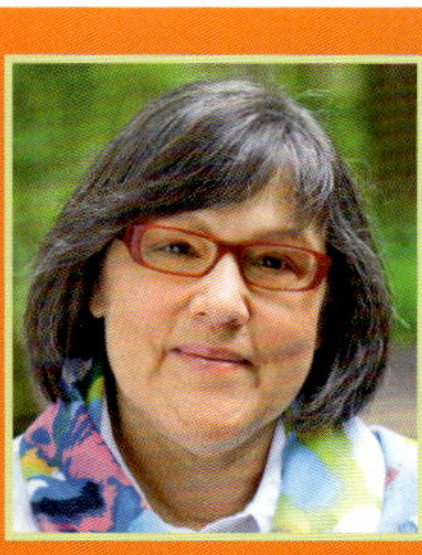

„Ein halbes Glas Cola hilft sehr schnell. Darauf besteht dann mein Mann, nicht ich. Weil ich denke, ich schaffe es auch so, ich muss mich nur ordentlich zusammenreißen. Das ist aber sehr gewagt.“ **Elisabeth Flormann**

Haben Sie einmal versucht, eine Unterzuckerung mit „Zähne zusammenbeißen“ durchzustehen? Leider helfen Tapferkeit und Willensstärke überhaupt nicht gegen niedrige Zuckerwerte. Die deutlichen Anzeichen lassen sich zwar eine Zeitlang verdrängen. Nach einer guten Stunde bessern sich die Denkfähigkeit und das Konzentrationsvermögen sogar wieder. Dabei handelt es sich aber nur um ein „letztes Aufbäumen“ Ihres Körpers.

Wenn Sie die Signale des Körpers und des Gehirns nicht beachten, geraten Sie tiefer in die Unterzuckerung und werden bewusstlos. Während Sie sich, als Sie die ersten Zeichen wahrgenommen haben, noch hätten selbst helfen können, ist es dazu jetzt zu spät. Sie können nur hoffen, dass jemand in Ihrer Nähe ist, der Ihnen Zucker einflößt oder der in der Lage ist, Ihnen Glukagon zu spritzen, ein Hormon, das die Leber dazu anregt, Zucker abzugeben.

Nach den Gründen suchen

Wenn Sie eine Unterzuckerung hatten, fragen Sie sich, woran es gelegen haben könnte. Nur so können Sie eine häufige Wiederholung vermeiden. Zu den möglichen Ursachen gehört, dass Sie zu viel Insulin gespritzt haben, weil Sie die Kohlenhydratmenge im Essen überschätzt haben. Oder Sie haben nach der Insulingabe zu lange mit dem Essen gewartet. Vielleicht haben Sie auch einen hohen Blutzuckerwert mit zu viel Insulin korrigiert. Oder Sie hatten mehr Bewegung, zum Beispiel bei der Gartenarbeit, die Sie beim Spritzen und Essen nicht berücksichtigt haben.

Haben Sie auf die ersten Anzeichen der Unterzuckerung sofort reagiert? Oder haben Sie noch eine Weile gewartet, weil die nächste Mahlzeit schon auf dem Herd stand? Auch größere Mengen alkoholischer Getränke können eine Rolle gespielt haben. Alkohol kann Stunden später zur Unterzuckerung führen. Unter Alkoholeinfluss neh-

Was Ihre Angehörigen bei schwerer Unterzuckerung tun können

Im Rahmen des strukturierten Schulungs- und Behandlungsprogramms können Angehörige von Typ-1-Diabetikern das Verhalten bei Unterzuckerungen üben. Fragen Sie Ihren behandelnden Arzt nach dem Angebot. Bei schwerer Unterzuckerung mit Krampfanfällen den Notarzt rufen und sofort handeln:

- Patienten in die stabile Seitenlage bringen und Atemwege von Essensresten oder Erbrochenem freimachen und freihalten
- Glukagon aus dem im Hause vorhandenen Notfall-Set („GlucaGen-Hypokit“)
- an Oberschenkel oder Bauch unter die Haut oder in den Muskel spritzen
- wenn der Patient nach 10 bis 15 Minuten aufwacht, Traubenzucker oder zuckerhaltige Getränke reichen
- alle 30 Minuten den Blutzucker messen, gegebenenfalls 20 bis 40 g Kohlenhydrate, zum Beispiel in Form von Brot essen

Die Zeichen für eine Überzuckerung (Ketoazidose)

- starker Harndrang und großer Durst
- Schwäche, Müdigkeit, Schlappheit
- Azetongeruch aus dem Mund (erinnert an Alkoholfahne)
- Appetitlosigkeit, Übelkeit, Erbrechen
- sogenannte Kussmaulsche Atmung (stark beschleunigtes Ein- und Ausatmen)
- Austrocknung (Wasserverlust von mehr als zehn Litern)
- Benommenheit, Sehstörungen, Bewusstseinsstörung
- Bewusstlosigkeit

men Sie außerdem die Anzeichen der Hypo schlechter wahr. Fragen Sie Ihren Arzt oder die Diabetesberaterin nach der Wirkung alkoholischer Getränke. Der Umgang mit Alkohol ist Thema im strukturierten Schulungs- und Behandlungsprogramm. Bei Ihrer persönlichen Ursachenforschung unterstützt Sie das Arbeitsblatt auf Seite 74.

Schachmatt der Ketoazidose

Auch ein sehr hoher Blutzuckerspiegel kann Patienten mit Typ-1-Diabetes die Sinne rauben. Aber im Gegensatz zur schweren Unterzuckerung ist die Überzuckerung mit Ketoazidose und Bewusstlosigkeit hierzulande selten geworden. Ein Grund für den starken Anstieg des Blutzuckers bis hin zur Ketoazidose kann zum Beispiel die Unterbrechung der Insulinzufuhr bei Pumpenträgern sein. Wenn beispielsweise wegen eines technischen Defekts kein Insulin mehr unter die Haut gepumpt wird, entwickelt sich innerhalb weniger Stunden eine Ketoazidose, weil kein Insulinvorrat im Körper ist. Eine andere Ursache für die Überzuckerung kann ein erhöhter Insulinbedarf sein, beispielsweise bei Infektionen. Falls nicht rechtzeitig mit Insulin korrigiert wird, ist das Vollbild der Ketoazidose nach einem bis mehreren Tagen erreicht. Ein fehlerhafter Pen kann ähnliche Folgen haben. Ist der Blutzuckerspiegel sehr hoch, kann dies auch eine Depression zur Folge haben. Die Betroffenen fühlen sich antriebsschwach, müde und schlapp, haben keinen Appetit. Eine Ketoazidose kann auch

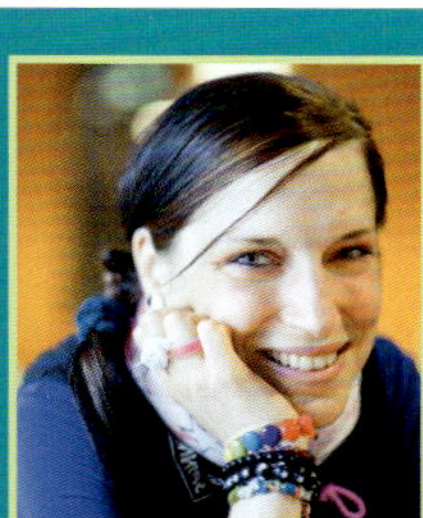

„Wenn man heftige Stoffwechselentgleisungen mal erlebt hat, weiß man, wie schnell das passieren kann. Diese Grenzsituationen sind einfach nicht schön. Seither achte ich mehr auf mögliche Anzeichen und reagiere früher darauf."

Stefanie Blockus

eintreten, weil der Arzt oder der Patient das Insulin abgesetzt hat oder die Dosis verringert, in der Annahme, Übelkeit und Erbrechen seien Zeichen für einen Magen-Darm-Infekt.

Übelkeit, Erbrechen und Bauchschmerzen sind jedoch sehr deutliche Hinweise auf eine mögliche Ketoazidose. Deshalb messen Patienten mit Diabetes bei einer Magen-Darm-Störung zuerst ihren Blutzucker und testen den Urin auf Azeton. Dazu reichen Teststreifen, deren Verfärbung mit einer Skala verglichen wird. Die Teststreifen für die Azetonmessung sollten Sie also für den Fall eines Falles stets im Hause und bei sich haben.

Kapitel 9, S. 123: „Wie der Diabetes auf die Seele wirkt"

Das Ergebnis wird in vier Stufen angezeigt: negativ, also kein Azeton im Urin, +, ++ und +++, also sehr viel Azeton im Urin. Wenn der Blutzucker über 240 mg/dl (13,3 mmol/l) liegt und der Azetontest ++ oder +++ ergibt, müssen Sie den Arzt informieren und sofort kurzwirksames Insulin spritzen. So verhindern Sie, dass der Blutzucker weiter ansteigt und Sie bewusstlos werden. Das voll ausgeprägte diabetische Koma ist eine sehr schwere Störung, bei der viele Stoffwechselvorgänge stark beeinträchtigt sind. Von 100 Patienten mit einem diabetischen Koma sterben 5 bis 20 daran. Deshalb müssen Patienten im diabetischen Koma auf jeden Fall auf der Intensivstation behandelt werden.

Aber: Die Vorzeichen sind so deutlich, die Diagnose der Ketoazidose auch für Sie selbst so einfach und die Behandlung mit Insulin so wirksam, dass das diabetische Koma für Sie keine ernsthafte Bedrohung darstellt.

Unterzuckerungs-Protokoll

- Wie häufig hatten Sie in der letzten Woche einen Blutzuckerwert unter 60 mg/dl (3,3 mmol/l)?
- Wie viele Unterzuckerungen, bei denen Sie auf fremde Hilfe angewiesen waren, hatten Sie seit dem letzten Arztbesuch?
- Was waren die Ursachen?

Wenn Sie den Gründen auf die Spur kommen wollen und die Zahl der Unterzuckerungen verringern möchten, können Sie diese Seiten nutzen. Kopieren Sie sich den unausgefüllten Vordruck, um auch künftig ein Protokoll anlegen zu können. Vieles wird deutlich, wenn man es schwarz auf weiß vor Augen hat. Das Protokoll können Sie auch mit zum Arzt nehmen. Gemeinsam finden Sie vielleicht einen Weg aus den häufigen Unterzuckerungen. Dabei sollten Sie jedoch bedenken, dass der Zuckerstoffwechsel ein sehr komplexer Vorgang ist. Nicht immer lässt sich daher ein konkreter Grund dafür finden, weshalb die Blutzuckereinstellung nicht funktioniert.

Datum/Uhrzeit der Unterzuckerung:	Blutzuckerwert:	Selbsthilfe oder Fremdhilfe:	Gegenmittel:
Blutzucker nach der Unterzuckerung:	Insulin vor der Unterzuckerung (Menge und Zeitpunkt):		
Bewegung vor der Unterzuckerung:	Alkohol vor der Unterzuckerung (was, wie viel und wann):		
Vermutete Ursachen für Unterzuckerung:			

Datum/Uhrzeit der Unterzuckerung:	Blutzuckerwert:	Selbsthilfe oder Fremdhilfe:	Gegenmittel:
Blutzucker nach der Unterzuckerung:	Insulin vor der Unterzuckerung (Menge und Zeitpunkt):		
Bewegung vor der Unterzuckerung:	Alkohol vor der Unterzuckerung (was, wie viel und wann):		
Vermutete Ursachen für Unterzuckerung:			

So kündigt sich bei mir eine Unterzuckerung an:

(Dieses Blatt können Sie kopieren, ausfüllen und zusammengefaltet immer bei sich tragen sowie Ihnen nahestehenden Menschen aushändigen.)

Das sollen meine Familie, mein Partner, meine Nachbarn und Kollegen über die Unterzuckerung wissen:

Ketoazidose erkennen und behandeln

Zum Kopieren

Bei Übelkeit, Erbrechen, Bauchschmerzen und Blutzucker über 240 mg/dl (13,3 mmol/l)

↓

Urin auf Azeton testen
(mit speziellen Teststreifen, Ergebnis lesen Sie an der Farbskala ab, falls kein Urin verfügbar, kann Azeton mit den gleichen Teststreifen auch im Blut bestimmt werden)

↓

Achtung: Testergebnis Azeton +, ++ oder +++, Arzt informieren, Hilfe holen, damit Sie nicht einschlafen!

↓

Azeton negativ:
Blutzuckerkorrektur wie üblich drei bis vier Stunden nach der letzten Spritze mit kurzwirkendem Insulin

↓ (nach „Achtung: Testergebnis …“)

Sofort kurzwirkendes Insulin spritzen
Menge: 20 Prozent (ein Fünftel) der Tages-Insulinmenge
Rechenbeispiel: *Sie spritzen normalerweise pro Tag insgesamt 40 Einheiten Insulin, dann spritzen Sie gegen eine beginnende Ketoazidose sofort acht Einheiten kurzwirkendes Insulin (Tagesinsulindosis geteilt durch fünf)*
viel Wasser trinken

↓

In Abständen von zwei Stunden den Blutzucker messen

↓

Blutzucker noch über 240 mg/dl (13,3 mmol/l) und Azetontest ++ bis +++
erneut 20 Prozent der Tages-Insulinmenge spritzen, viel Wasser trinken, **nach 2 Std. Blutzucker messen**

Blutzucker unter 240 mg/dl (13,3 mmol/l) und Azetontest ++ bis +++
10 Prozent der Tages-Insulinmenge spritzen, viel Wasser trinken, **nach 2 Std. Blutzucker messen**

Blutzucker unter 180 mg/dl (10,0 mmol/l) und Azetontest 0 bis +
kein zusätzliches Insulin mehr spritzen, viel Wasser trinken, 2 BE essen (z. B. Banane), **nach 2 Stunden Blutzucker messen**

(Dieses Schema ist angelehnt an das Schema in: „Gut leben mit Typ-1-Diabetes“ von R. Jäckle, A. Hirsch)

Grenzerfahrungen – Zwischen Trotz und Angst

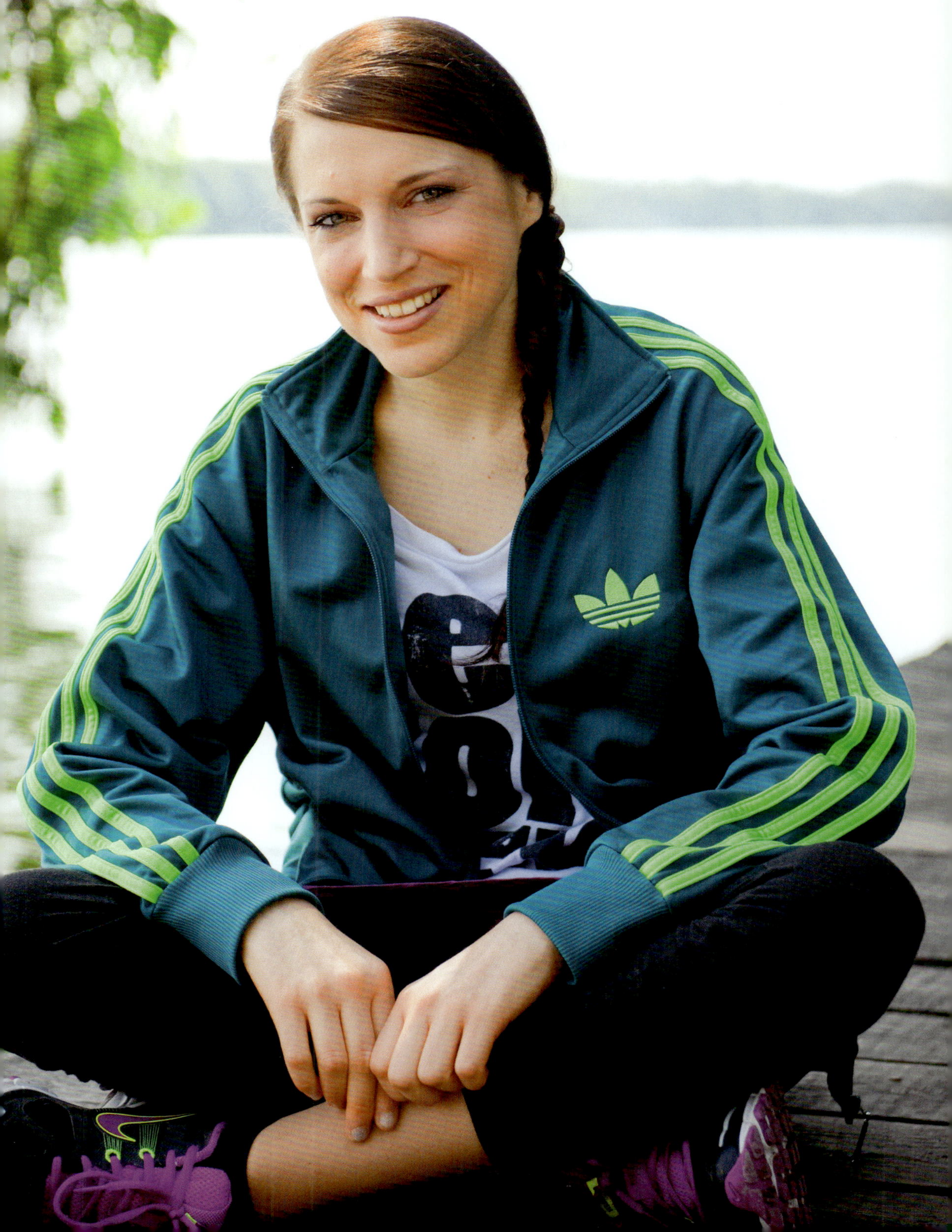

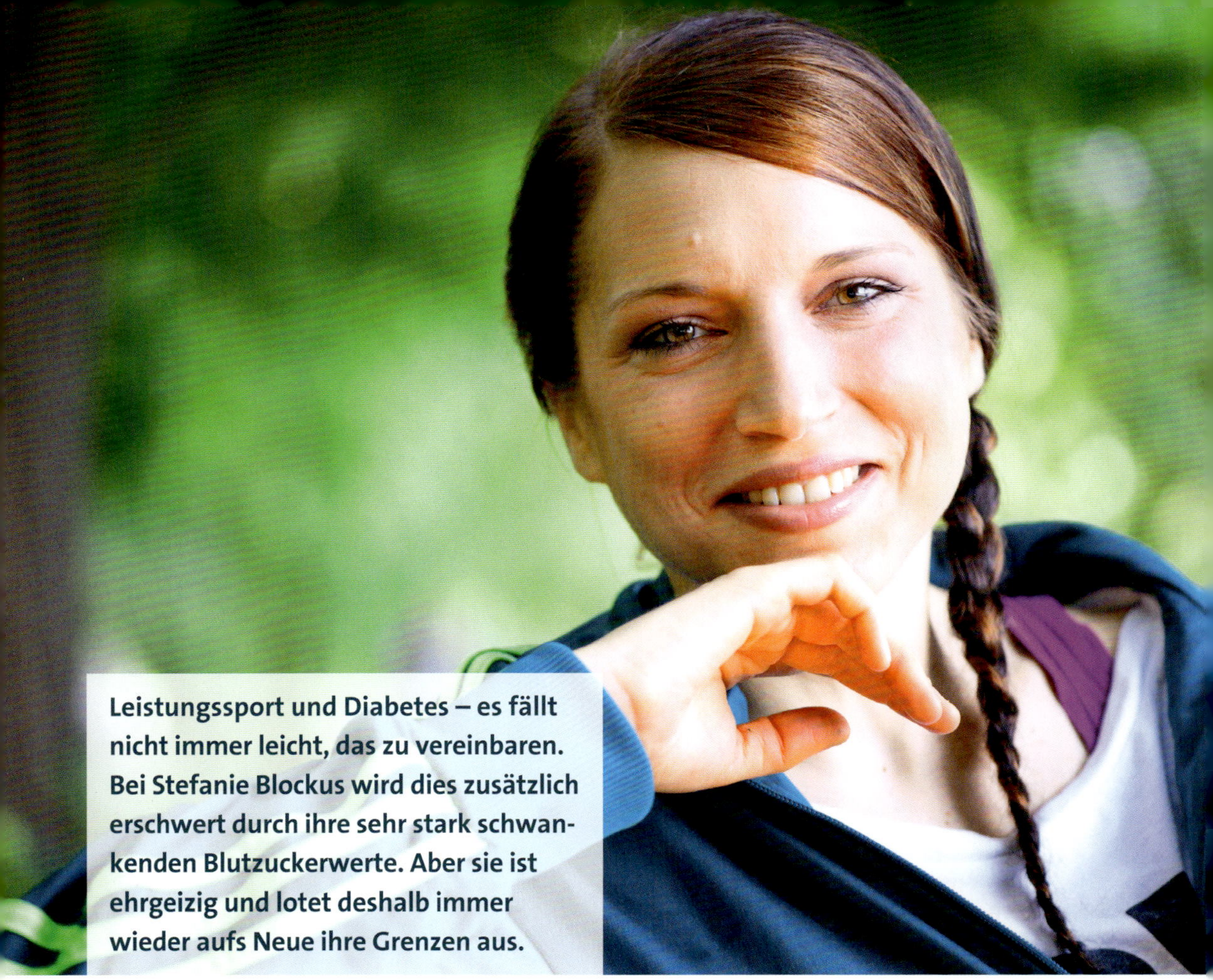

Leistungssport und Diabetes – es fällt nicht immer leicht, das zu vereinbaren. Bei Stefanie Blockus wird dies zusätzlich erschwert durch ihre sehr stark schwankenden Blutzuckerwerte. Aber sie ist ehrgeizig und lotet deshalb immer wieder aufs Neue ihre Grenzen aus.

Sport ist mein Leben. Ohne ihn bin ich unausstehlich. Deshalb gehört er zu meinen täglichen Ritualen. Natürlich muss ich mir immer wieder anhören, dass ich auf mich aufpassen soll, damit ich beim Sport nicht unterzuckere. Ich muss vorsichtiger sein als andere, weil ich Leistungssport mache. Bei Wettkämpfen ist das eine echte Herausforderung. Mir ist eine gute Leistung wichtig. Im Marathon habe ich 2011 in der Altersklasse der Frauen unter 30 eine ziemlich gute Zeit aufgestellt. Ich weiß aber, dass ich ohne Diabetes deutlich besser gewesen wäre. Auf dem letzten Teil der Strecke hatte ich Herzrasen wegen meines plötzlich viel zu hohen Blutzuckerwerts. Aber ich wollte es unbedingt wissen, meine Bestzeit einstellen. Ich erreichte Platz 29. Bei einem 24-Stunden-Lauf habe ich mit 143 Kilometern den ersten Platz belegt, laufe 10 Kilometer heute in 45,06 Minuten. Darauf bin ich stolz. Doch es ärgert mich, dass ich wegen des Diabetes manchmal nicht so leistungsfähig bin wie andere. Da nervt mich das und ich werde neidisch auf die, die keinen Diabetes haben. Ich muss zugeben, dass ich da manchmal richtig fies bin zu meinem Körper, mich auch ein bisschen dafür räche, dass er nicht richtig funktioniert. Natürlich versuche ich, vor dem Sport einen Blutzuckerwert zu erreichen, der zu dem passt, was ich mache. Ich zum Beispiel brauche für den

Sport mehr Insulin, weil ich mich größtenteils im anaeroben Bereich bewege. Andere brauchen weniger, weil sie anders trainieren. Das muss jeder für sich austesten. Da helfen keine Bücher, auch nicht unbedingt der Rat des Arztes. Meine Ärzte wissen, dass ich bei Wettkämpfen oft an meine Grenzen gehe. Wir diskutieren darüber, aber letztlich ist es meine Entscheidung.

Dass ich in eine massive Unterzuckerung gerate, passiert mir beim Sport eher selten. Da geben meist andere Dinge den Ausschlag, zum Beispiel ein Saunabesuch, eine Massage oder wenn ich die Kohlenhydrate einer Mahlzeit falsch geschätzt habe. Oft merke ich davor einen Energiekick, habe das Gefühl, ich könnte Bäume ausreißen. Wenn ich die Energie aber ausnutzen will, liege ich im nächsten Moment auf der Nase. Natürlich weiß jeder Diabetiker, dass man jetzt Traubenzucker futtern sollte. Nur manchmal klappt das nicht, manchmal möchte ich erst noch etwas zu Ende bringen, bevor ich mich um meinen Blutzucker kümmere. Meistens merkt mein Mann vor mir, dass ich etwas unternehmen muss. Hendrik besteht immer darauf, dass ich Traubenzucker nehme und redet auf mich ein. Es passiert auch, dass er mir etwas aus der Hand nimmt, wenn ich gerade beschäftigt bin und mir sagt, dass ich mich hinsetzen, ruhig sein und Traubenzucker essen soll. Das klappt meist sehr gut und ich bin Hendrik dafür immer sehr dankbar. Auch meine Katze Miaule merkt, wenn mein Zuckerwert nicht stimmt. Sie miaut so lange, bis ich endlich etwas gegen meine Unterzuckerung unternehme.

Nicht immer verlaufen Stefanie Blockus' Stoffwechselentgleisungen harmlos. Das liegt auch an ihrer sehr sensiblen Stoffwechsellage. Mit der intensivierten konventionellen Insulintherapie ließ sich auf Dauer keine optimale Diabeteseinstellung erreichen. Seit der Umstellung auf eine Insulinpumpe sind ihre Zuckerwerte deutlich stabiler.

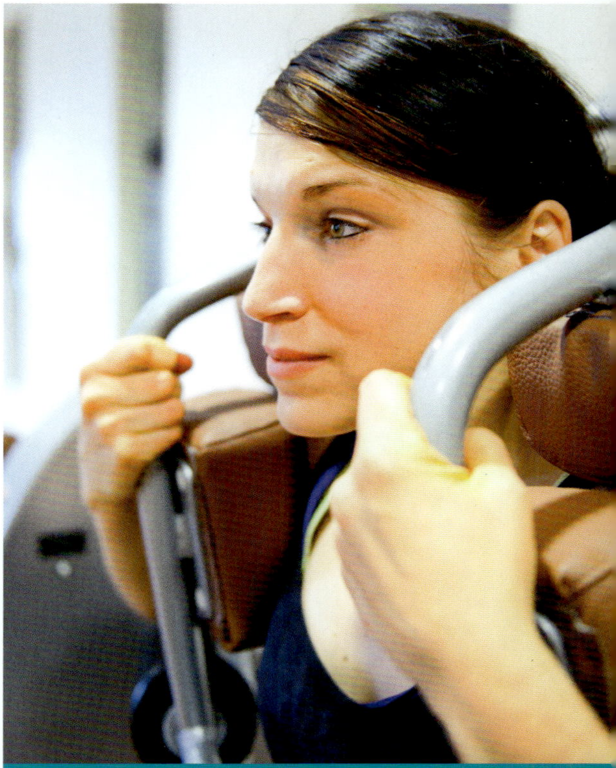

»Ich lasse mein Leben nicht von der Krankheit bestimmen, aber ich empfinde sie häufig als nerviges Anhängsel, als störenden Eindringling.«

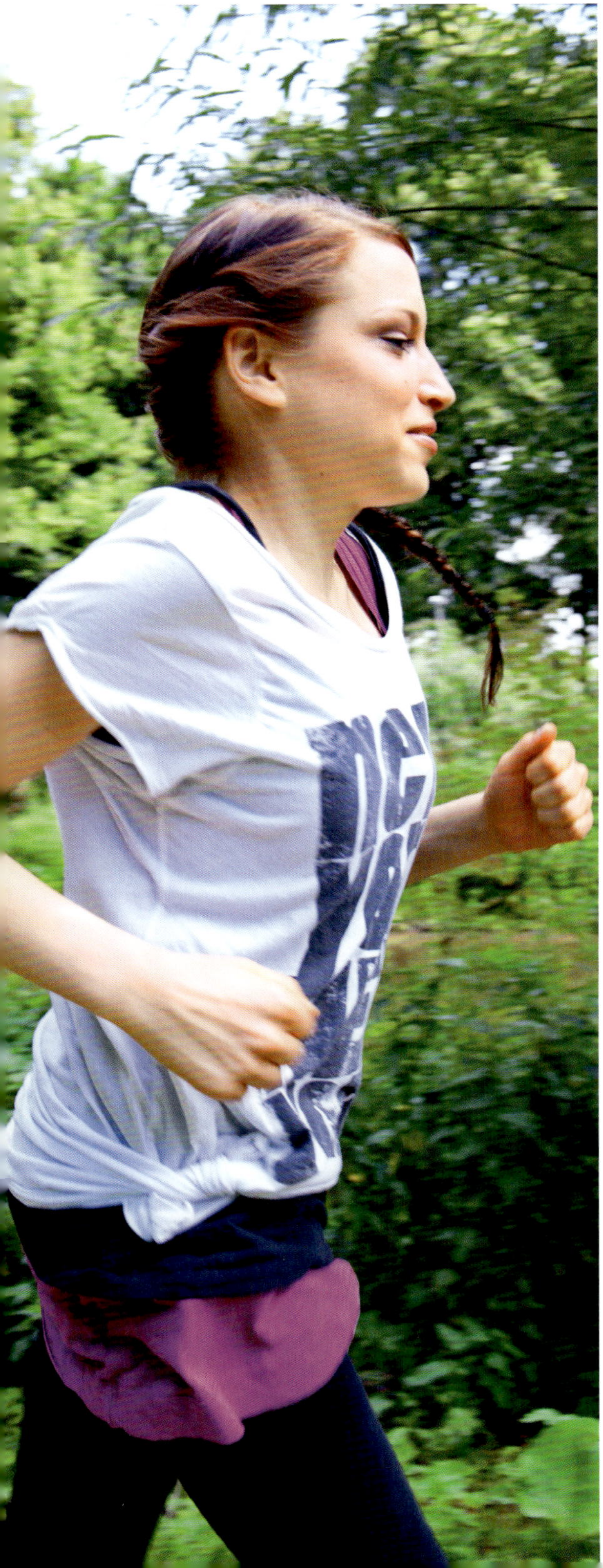

Ich bin schon fünfmal bewusstlos geworden wegen Unterzuckerung, auch eine Folge meiner speziellen Form der Erkrankung. Es gibt auch Diabetiker, die damit kaum Probleme haben. Besonders gefährlich sind solche Unterzuckerungen nachts. Das habe ich auch schon erlebt. Mein ganzer Körper war ein einziger Krampf, ich war richtig steif, konnte meine Fäuste nicht mehr öffnen. Ich rate bei schweren Unterzuckerungen, grundsätzlich den Krankenwagen zu rufen. Denn Angehörige geraten in solchen Situationen oft in Panik, reagieren eher kopflos. Da ist es schon besser, man holt sofort Hilfe. Und der Krankenwagen ist ja auch innerhalb weniger Minuten da.

Vor einigen Jahren hatte ich eine lebensgefährliche Überzuckerung, also eine Ketoazidose, in deren Folge ich ins Koma gefallen bin. Am Abend davor war ich mit Freunden feiern, hatte Alkohol getrunken. Als mir so fürchterlich übel war, ich nicht mehr aufrecht stehen konnte und Luftnot bekam, habe ich natürlich zuallererst meinen Blutzucker gemessen. Das Messgerät zeigte einen Wert von 140 Milligramm pro Deziliter, ich konnte das zwar fast nicht glauben, weil dieser Wert ja völlig in Ordnung ist, aber das Gerät zeigte das an. Deshalb dachte ich, die Luftnot habe gar nichts mit meinem Diabetes zu tun. Schließlich wurde ich mit Verdacht auf Lungenentzündung in die Klinik eingeliefert. Schon auf der Fahrt dorthin war ich halb weggetreten, aber ich konnte bei der Aufnahme noch erzählen, dass ich Diabetes habe und die letzte Messung einen Wert von 140 ergeben hat. Danach war ich

komplett weg. Als ich wieder aufgewacht bin, haben sie mir gesagt, dass ich im Koma gelegen hatte. Denn in Wahrheit hatte ich einen Wert von über 400. Ich lag danach eine Woche auf der Intensivstation, weil auch mein Elektrolythaushalt total durcheinander war. Als ich nach Hause kam, habe ich sofort das Messgerät weggeschmissen.
Die Insulinpumpe, die ich seit 2008 trage, ist für mich ein Glücksfall. Davor hatte ich morgens immer sehr hohe Blutzuckerwerte und nachts große Probleme mit meiner Einstellung. Mit dem Pen ließ sich das nicht beheben, weil das Basalinsulin bei mir unbedingt gesplittet werden muss. Ich reagiere sehr empfindlich auf Insulin.

Meine Ärzte haben mir sehr zu einer Insulinpumpe geraten. Bevor ich umgestiegen bin, habe ich mich gründlich informiert. Ich habe mich bei den Herstellern über ihre Systeme erkundigt. Außerdem habe ich mich in Internetforen schlau gemacht und mich mit anderen Pumpenträgern ausgetauscht. Es hat eine ganze Weile gedauert, bis ich mich entschieden habe. Lange Zeit wollte ich von einer Insulinpumpe nichts wissen, heute möchte ich darauf nicht mehr verzichten.

Natürlich hat auch die Pumpe ihre Tücken. Man muss darauf achten, dass der Katheter richtig sitzt und nicht abknickt, weil das Insulin sonst nicht im Unterbauchfettgewebe ankommt. Meine erste Pumpe habe ich abgelegt, wenn sie mich gestört hat, zum Beispiel beim Schwimmen, beim Duschen oder beim Sex. Weil mir beim Sport der Katheter öfter mal herausgerutscht ist und diese Pumpe nicht wasserfest war, bin ich auf eine Patch-Pumpe umgestiegen. Eine solche Einmal-Insulinpumpe kommt ohne Schläuche aus und ich kann mit ihr schwimmen. Sie wird einfach auf die Haut geklebt und muss alle drei Tage neu gesetzt werden. Jetzt kann ich problemlos zwei Stunden und länger im Wasser bleiben. Allerdings muss ich genau überlegen, was in den nächsten Tagen ansteht, wenn ich eine neue Pumpe anbringe. Beim Wandern darf sie nicht am unteren Rücken sitzen, weil der Rucksack sonst darauf drückt, bei festlichen Anlässen will ich sie kaschieren können. Aber mit diesen Einschränkungen kann ich gut leben.

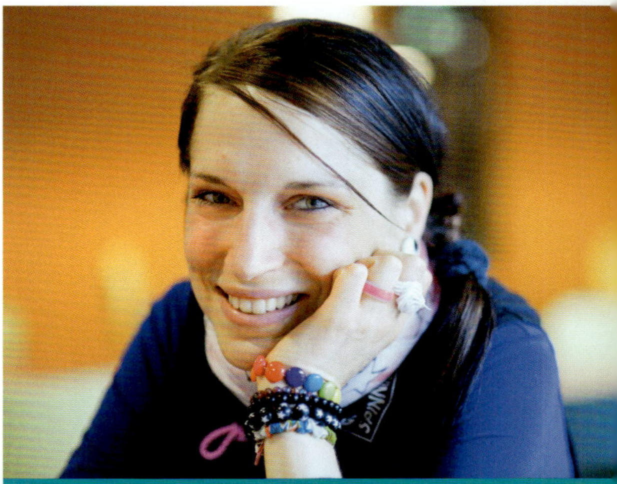

„Diese Erfahrungen haben mich geprägt. Vor diesen heftigen Entgleisungen war ich meinen Werten gegenüber viel gleichgültiger. Jetzt achte ich genauer auf eine gute Einstellung.“

6

Wie Sie Folgeschäden vermeiden oder mindern können

»Wegen der möglichen Folgeschäden achte ich auch auf einen gesunden Lebensstil. Ich mache zum Beispiel wieder mehr Sport, um mein Gewissen zu beruhigen. Mit meinem neuen Fahrrad macht mir das inzwischen sogar richtig Spaß.«

Jan Christen

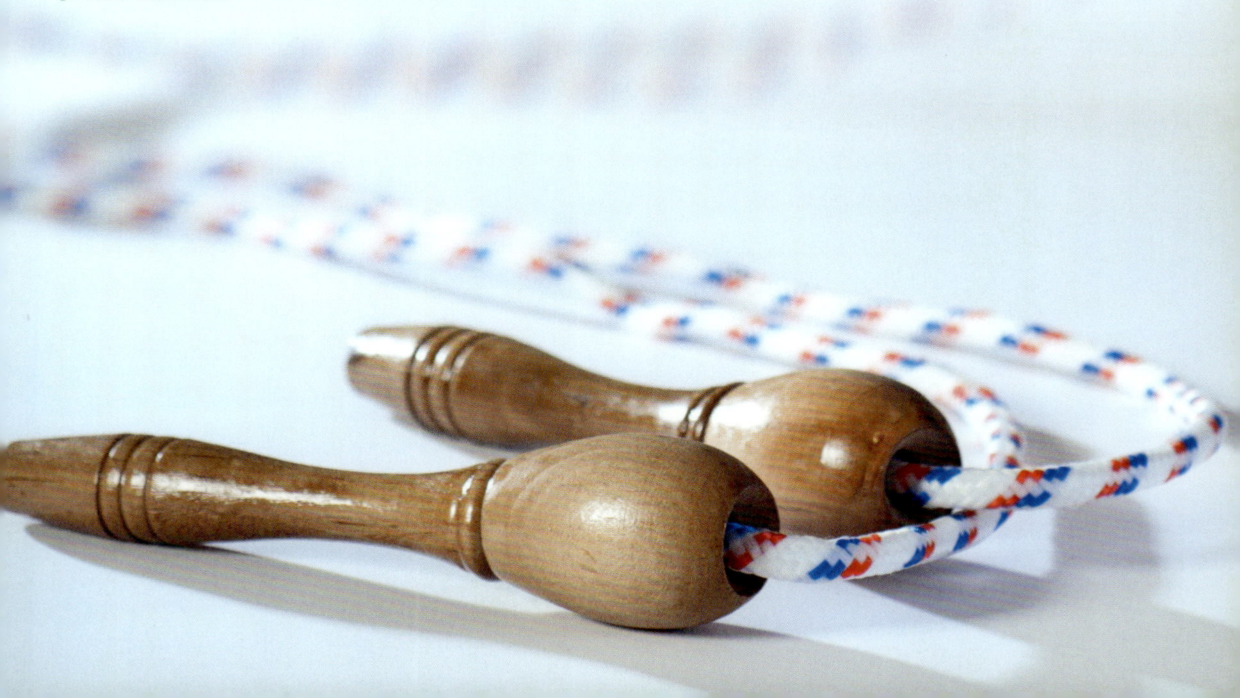

Wenn man Menschen fragt, was sie sich für ihre Zukunft erhoffen, nennen sie meist auch die Gesundheit. Sie ist ein hohes, für viele gar das höchste Gut. Diabetes ändert nichts an dem Wunsch, von schwerer Krankheit verschont zu bleiben. Wenn Sie gelernt haben, mit dem Diabetes umzugehen, beeinträchtigt er Ihren Alltag nur geringfügig. Zwar bleibt Diabetes eine Krankheit. Aber Sie empfinden sich selbst wahrscheinlich meist als ziemlich gesund.

Die Verdrängung diabetischer Spätfolgen ist riskant.

Doch wenn die Blutzuckerwerte über lange Zeit – Jahre und Jahrzehnte – stark erhöht sind, kann Diabetes schwerwiegende Folgen haben. Bei vielen Patienten mit dauerhaft schlechten Zuckerwerten schädigt er Augen, Nieren, Füße, Nerven und die Blutgefäße am Herzen und im Gehirn. Nicht mehr richtig sehen können, nicht mehr auf eigenen Füßen stehen und laufen können, auf eine künstliche Niere angewiesen sein oder an den Folgen eines Schlaganfalls oder Herzinfarktes leiden: Hohe Zuckerwerte machen nach vielen Jahren richtig krank.

Schäden rechtzeitig erkennen

Wenn Ihnen Ärzte oder Verwandte die Folgen hoher Blutzuckerwerte allzu drastisch vor Augen führen, wenden Sie sich wahrscheinlich ab und hoffen, dass Sie von diabetischen Spätfolgen verschont bleiben. Wer möchte schon Fotos von eitrigen Wunden an Füßen sehen und Horrorgeschichten von blinden, im Rollstuhl sitzenden Diabetes-Opfern lesen? Verdrängung ist jedoch riskant. Vielmehr sollten Sie der Gefahr diabetischer Spätfolgen mit wachen Sinnen begegnen. Sie verlieren die Angst, wenn Sie wissen, woran Sie ein Risiko erkennen und was Sie und Ihre Ärzte dann tun können. Deshalb finden im Rahmen des DMP Diabetes in regelmäßigen Abständen Kontrolluntersuchungen statt. Zu diesen Terminen achtet Ihr Arzt insbesondere auch auf diabetische Schäden an Augen, Nieren, Füßen, Nerven und Blutgefäßen. Sobald er Hinweise darauf findet, wird er Sie zum Spezialisten schicken. Wenn Sie bereits im Anfangsstadium einer Folgeerkrankung angemessen versorgt werden, können Sie stärkere Einschränkungen verhindern. Deshalb erinnert die AOK Sie an den ärztlichen Gesundheitscheck, falls Sie ihn einmal versäumen. Am besten tragen Sie sich die Termine am Jahresanfang in Ihren Kalender ein und rufen rechtzeitig beim Arzt an, um sich die Zeiten reservieren zu lassen.

Blutzuckergedächtnis nutzen

Wenn Ihre Blutzuckerwerte auf Dauer im „grünen Bereich“ liegen, ist das Risiko für Spätschäden sehr gering. Die Werte, die Sie täglich selbst messen und im Diabetes-Tagebuch notieren, liegen im Idealfall zwischen 80 und 140 mg/dl (4,4 und 7,8 mmol/l). Wenn Sie wissen wollen, wie gut Ihr Diabetes über längere Zeit eingestellt war, betrachten Sie Ihren HbA1c-Wert. Er gibt Auskunft über den Blutzucker der vergangenen zwei bis drei Monate. Diesen Langzeitblutzuckerwert prüft der Arzt, wenn Sie am DMP Diabetes teilnehmen, je nach Risiko einmal im Viertel- oder Halbjahr. Im gleichen zeitlichen Abstand untersucht Ihr Arzt auch die Spritzstellen, um sicherzustellen, dass keine Störung der Insulinaufnahme eintritt. In der Regel sollte Ihr HbA1c-Wert unter 7,5 Prozent liegen. Falls er schlechter ausfällt, überlegen Sie gemeinsam mit Ihrem Arzt, wie Sie ihn verbessern können. Die Erfahrung zeigt, dass mit dem Umstieg auf die intensivierte Insulintherapie auch die HbA1c-Werte sinken. Schon eine Absenkung des HbA1c von beispielsweise neun auf acht Prozent verringert Ihr Risiko, diabetische Spätfolgen zu erleiden. Jede Verbesserung des HbA1c lohnt sich.

Kapitel 3, S. 36: „Ziele für den Blutzucker“

Gesundheitschecks beugen Folgeschäden vor

Augen → ab dem 11. Lebensjahr, spätestens fünf Jahre nach Diagnose des Diabetes untersucht der Augenarzt erstmals die Netzhaut, sofern zuvor keine Augenprobleme aufgetreten sind; die Kontrolle wird alle ein oder zwei Jahre wiederholt.

Nieren → liegt keine Nierenschädigung vor, überprüft der behandelnde Arzt ab dem 11. Lebensjahr und bei fünfjähriger Diabetesdauer einmal jährlich die Albuminmenge im Urin und bestimmt die Filterleistung der Nieren (glomeruläre Filtrationsrate, Kreatinin in Blut und Urin).

Füße → mindestens einmal pro Jahr Inspektion der Füße mit Prüfung von Nervenfunktion (Stimmgabeltest, Monofilament) und Durchblutung durch den Arzt; jedes Quartal inspiziert der Arzt die Füße und prüft das Schuhwerk bei Patienten mit Sensibilitätsstörungen und/oder peripherer arterieller Verschlusskrankheit („Schaufensterkrankheit“) und/oder Fußdeformitäten; je nach Bedarf werden die Füße untersucht, wenn ein Fußgeschwür oder ein diabetisches Fußsyndrom auftritt. Zudem klärt der Arzt bei Sensibilitätsstörungen, ob fachmännische Fußpflege (Podologe) und/oder Schutzschuhe nötig sind. Bei diabetischem Fußsyndrom prüft er, welche orthopädietechnische Schuhversorgung angemessen ist.

Krankhaft erhöhte Blutdruckwerte beschleunigen die Entwicklung von Augen- und Nierenschäden und vergrößern das Risiko, einen Herzinfarkt oder Schlaganfall zu erleiden. Deshalb bietet das DMP Diabetes Patienten mit Bluthochdruck eine besondere Schulung an. In den fünf Unterrichtseinheiten geht es vor allem darum, wie Sie selbst Ihren Blutdruck überwachen und regulieren können. Alle Werte, die Sie selbst kontrollieren, halten Sie am besten immer im Diabetes-Tagebuch fest. Der „Gesundheitspass Diabetes", herausgegeben von der Deutschen Diabetes Gesellschaft, bietet Platz für die Untersuchungsergebnisse des Arztes und verzeichnet die Medikamente, die Sie einnehmen. Sie und Ihr Arzt können später auf diese Informationen zurückgreifen.

Kapitel 7, S. 97: „Wie Sie mit Bluthochdruck umgehen"

Das Augenlicht erhalten

Welcher der fünf Sinne Riechen, Sehen, Schmecken, Tasten und Hören ist Ihnen am wichtigsten? Auf welchen könnten Sie am leichtesten verzichten? Gut, dass Sie eine solche Entscheidung nie treffen müssen. Die fünf Sinne leiten uns durchs Leben, einer ist dabei so wichtig wie der andere – auch für die Lebensfreude. Zum Beispiel das Sehen: Wie erfrischend das Grün junger Buchenblätter, wie wärmend das Licht einer Kerze und wie erhebend das Panorama im Gebirge wirken kann!

Dauerhaft hohe Blutzuckerwerte bedrohen das Sehvermögen. Die feinen Blutgefäße in der Netzhaut des Auges verändern sich. Es bilden sich Aussackungen und Blutungen, die der Patient anfangs nicht bemerkt, weil sie nicht schmerzen. Der Augenarzt erkennt die Veränderungen bei der Routinekontrolle der Augen im Rahmen des DMP Diabetes. Dies geschieht erstmals fünf Jahre nach der Diabetes-Diagnose, bei Kindern spätestens im Alter von elf Jahren, sofern bis dahin keine Augenschäden aufgetreten sind. Danach finden diese Kontrollen alle ein bis zwei Jahre statt. Stellt der Augenarzt krankhafte Veränderungen fest, erfolgt die Kontrolle mindestens einmal pro Jahr. Verbessern sich dann die Blutzuckerwerte, zum Beispiel weil die Insulintherapie angepasst wird und die Blutdruckwerte im normnahen Bereich liegen, kann die Augenschädigung gestoppt werden.

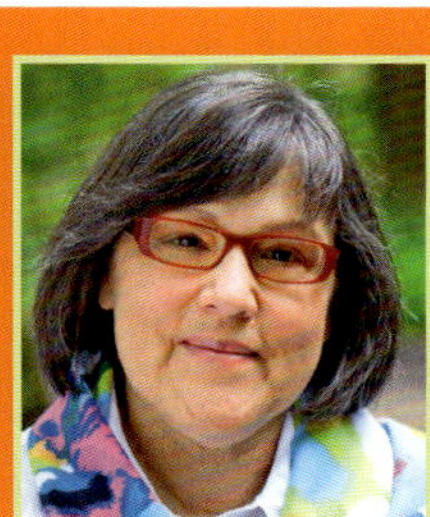

„Ich habe bis heute keinerlei Spätschäden. So lange man sich einigermaßen an die Regeln hält, kann man sie gering halten. Man hat nicht alles in der Hand, aber man kann verhindern, dass die Folgeschäden allzu schlimm werden." **Elisabeth Flormann**

Wird das Anfangsstadium jedoch übersehen und die Zuckerwerte bleiben dauerhaft schlecht, schreiten die Netzhautveränderungen fort. Ein erhöhter Blutdruck beschleunigt diesen Vorgang. In Deutschland verlieren jährlich schätzungsweise 2.000 bis 3.000 Menschen wegen Diabetes das Augenlicht. Die regelmäßige Kontrolle Ihrer Netzhaut und die rechtzeitige, geeignete Therapie erhalten Ihr Sehvermögen.

Diabetische Netzhautschäden können mit Laserstrahlen behandelt werden. Dies verhindert Gefäßneubildungen und Blutungen in der Netzhaut. Die meist schmerzlose Therapie ist heute die einzige medizinisch-technische Möglichkeit, diabetischen Augenschäden zu begegnen. Im Rahmen des DMP Diabetes wird sie deshalb für bestimmte Stadien der diabetischen Augenerkrankung empfohlen. Die Lasertherapie findet üblicherweise ambulant statt, ist also nicht mit einem Krankenhausaufenthalt verbunden.

Die Lasertherapie wird zur Behandlung diabetischer Augenschäden empfohlen.

Die Nieren schützen

Dauerhaft erhöhte Blutzuckerwerte schädigen die Nieren. In einer großen Studie wurde nachgewiesen, dass rund 40 von 100 Patienten mit Typ-1-Diabetes nach durchschnittlich 15 Jahren Zuckerkrankheit unter einer Störung der Nierenfunktion leiden. Beschleunigt wird dieser Zerstörungsprozess durch den Bluthochdruck und das Rauchen.

Die Nieren halten nützliche Stoffe im Körper zurück und scheiden schädliche Stoffe in den Urin aus. Dauernd erhöhte Blutzuckerspiegel verändern die Durchlässigkeit des Nieren-Filters. Zuerst wird der Filter durchlässiger, sodass nützliche Stoffe verloren gehen. Bleibt der Blutzucker weiter zu hoch, verlieren die Nieren ihre Funktionsfähigkeit bis hin zum Nierenversagen. Die Patienten sind schließlich auf künstliche Blutwäsche (Dialyse) angewiesen. Sie werden dreimal pro Woche an eine Maschine angeschlossen, die das Blut von Schadstoffen befreit. Keine guten Aussichten? Ja, aber die Zerstörung der Nieren ist kein unabwendbares Schicksal. Sie können Ihre Nieren schützen. Dabei hilft Ihnen das DMP Diabetes. In erster Linie kommt es darauf an, dass Ihr Blutzuckerspiegel langfristig im Normbereich bleibt. Eine intensivierte Insulintherapie kann Ihnen das erleichtern. Falls Ihr Blutdruck erhöht ist, lernen Sie in einer besonderen Schulung, wie Sie ihn kontrollieren und senken können. Ihr Arzt verschreibt Ihnen die erforderlichen Medikamente. In der Ernährungsberatung erfahren Sie, wie Sie die Eiweißmenge im Essen begrenzen. Und wenn Sie aufs Rauchen verzichten, tragen Sie wesentlich zum Erhalt der Nierenfunktion bei.

Es ist wichtig, dass Ihr Arzt die Schäden rechtzeitig erkennt. Bei guter Behandlung können sie sich sogar zurückbilden. Deshalb sieht das DMP Diabetes auch dafür besondere Kontrollen vor, sofern ein junger Patient elf Jahre alt ist oder die Diagnose fünf Jahre zurückliegt: Ihr Arzt misst dann mindestens einmal im Jahr die Albumin-Ausscheidungsrate im Urin oder die Konzentration des Albumins im ersten Morgenurin. Albumin ist ein Eiweißstoff. Ist die Ausscheidungsrate erhöht, wird die Messung nach zwei bis vier Wochen wiederholt. Überschreitet die Albumin-Ausscheidungsrate den Grenzwert, besteht der Verdacht auf eine Nierenschädigung. Zusätzlich ermittelt der Arzt bei Erwachsenen in der Regel einmal pro Jahr die Filterleistung der Niere (glomeruläre Filtrationsrate). Bei ersten Hinweisen auf eine Schädigung der Niere überprüft er auch Ihre Medikation und passt sie bei Bedarf an. Bei fortgeschrittenen Nierenfunktionsstörungen überweist Sie Ihr Arzt gegebenenfalls an einen Nieren-Spezialisten (Nephrologe).

Nierenschäden sind kein unabwendbares Schicksal.

Die Füße im Blick behalten

Diabetische Folgeschäden an Augen und Nieren entwickeln sich lange im Verborgenen. Anders ist das bei diabetischen Füßen: Hier sind die Schäden von außen gut zu erkennen – wenn Sie und Ihr Arzt hinschauen. Da die Füße meist in Strümpfen und Schuhen stecken, werden solche Fußschäden oft übersehen. Sind die Beine mangelhaft durchblutet, können schlecht heilende Wunden entstehen, die sich schließlich entzünden und das Gewebe bis auf die Knochen zerstören – in Deutschland die häufigste Ursache für Amputationen. Wegen diabetischer Schäden entfernen Chirurgen pro Jahr fast 30.000-mal Teile von Füßen und Beinen. Die meisten dieser Amputationen wären vermeidbar, wenn die Schäden rechtzeitig erkannt und behandelt würden. Im Rahmen des DMP Diabetes untersucht der Arzt bei Erwachsenen mindestens einmal jährlich die Füße. Über lange Zeit erhöhte Blutzuckerwerte machen die Nerven unempfindlich. Sie spüren bei Verletzungen und Druckstellen am Fuß keinen Schmerz. Mit dem Stimmgabeltest und einem Nylonfaden (Monofilament) prüft der Arzt die Nervenfunktion. Um auch kleine Wunden rechtzeitig zu entdecken, schauen Sie Ihre Füße täglich von allen Seiten an. Die Fußpflege gehört bei Nervenstörungen in die Hand von besonders ausgebildeten medizinischen Fußpflegern (Podologen). Bei der Kontrolluntersuchung tastet Ihr Arzt den Pulsschlag an den Füßen oder/und hört ihn mit einem Ultraschall-Doppler-Gerät an, um die Durchblutung zu prüfen. Eine Durchblutungsstörung fördert die Entwicklung diabetischer Füße. Liegt eine Störung der Nervenfunktion und/oder eine Durchblutungsstörung vor, überpüft der Arzt im Rahmen des DMP Ihre Füße und Ihre Schuhe vierteljährlich.

Die Nerven schonen

Über Jahre erhöhte Blutzuckerwerte „gehen auf die Nerven". Der beste Schutz vor diabetischen Nervenschäden (diabetische Neuropathie) besteht in einer normnahen Blutzuckereinstellung. Die intensivierte Insulintherapie verringert die Zahl der Patienten mit diabetischer Neuropathie um mehr als die Hälfte, da der HbA1c-Wert im Schnitt niedriger liegt als bei konventioneller Insulintherapie. Auch für die Neuropathie gilt: Gefahr erkannt, Gefahr gebannt. Doch viele Patienten bemerken erste Anzeichen für Nervenschäden nicht oder nehmen sie nicht ernst genug. Das DMP Diabetes berücksichtigt das Risiko der diabetischen Neuropathie und sieht entsprechende ärztliche Kontrollen vor. Einige Nervenstörungen verschwinden komplett, wenn sich die Blutzuckerwerte rechtzeitig und langfristig verbessern.

Am häufigsten und zuerst werden die Nerven an Beinen und Füßen geschädigt. Die Beschwerden treten beidseitig auf. Es kommt zu Missempfindungen wie Kribbeln, Brennen und „Ameisenlaufen". Schmerz- und Temperaturwahrnehmung sind gestört. Ähnliche Beeinträchtigungen treten später auch an Händen und Armen auf. Sehr unangenehm sind für viele Patienten starke Schmerzen, die von leichten Berührungen ausgelöst

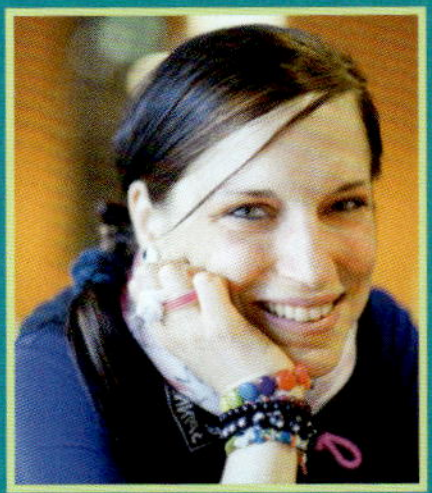

„Für mich ist der Gedanke an mögliche Folgeschäden auch Motivationshilfe. Wenn es diese Auswirkungen nicht gäbe, würde ich mich viel weniger um meine Werte kümmern. Folgeschäden sind meine größte Angst, weshalb ich diese Gedanken auch gerne mal beiseite schiebe."

Stefanie Blockus

werden. Im Rahmen des DMP verschreibt der Arzt dann vorrangig Schmerzmittel, die in den medizinischen Empfehlungen zum DMP enthalten sind und deren Nutzen wissenschaftlich belegt ist.

Die dabetische Neuropathie hat viele Facetten. Leiden die Nerven der Augenmuskeln unter hohen Zuckerwerten, sehen Patienten Doppelbilder. Auch Potenzstörungen sind unter anderem auf diabetische Nervenschäden zurückzuführen. Sind die Nerven am Herzen betroffen, verändern sich Herzschlag und Blutdruck. Diabetische Neuropathie kann am Magen-Darm-Trakt zu Störungen führen und die Schweißabsonderung verändern. Manche dieser Nervenstörungen sind schwer von anderen Erkrankungen abzugrenzen. Daher sieht das DMP Diabetes bei Bedarf eine weiterführende Diagnostik und Therapie vor.

Die diabetische Neuropathie hat viele Facetten.

Bei Kindern und Jugendlichen achtet der Arzt im Rahmen des DMP auch darauf, ob es Anzeichen für andere Autoimmunerkrankungen gibt, beispielsweise Schilddrüsenerkrankungen oder Glutenunverträglichkeit (Zöliakie). Ist dies der Fall, erfolgen weitere Untersuchungen.

Mit Zunahme der Diabetesdauer, Ihrem Älterwerden und bei möglicherweise auftretenden Folgeerkrankungen kann es sein, dass Sie eine ganze Reihe von Medikamenten verordnet bekommen. Ab fünf oder mehr Medikamenten wird Ihr Arzt im Rahmen des DMP Diabetes mindestens einmal jährlich die tatsächlich eingenommenen Arzneimittel erfassen, einschließlich der Präparate, die Sie sich selbst besorgt haben. Bei Bedarf wird er unter Berücksichtigung möglicher Neben- und Wechselwirkungen der Arzneien die Behandlung anpassen.

Die Folgeerkrankungen des Diabetes sind weit schwerer zu ertragen als die Zuckerkrankheit selbst. Melden Sie sich deshalb beim ersten Verdacht sofort bei Ihrem Arzt und nehmen Sie die Routineuntersuchungen im Rahmen des DMP Diabetes wahr. Damit Sie einen Überblick haben, welche Untersuchungen und Kontrollen in nächster Zeit bei Ihnen anstehen, finden Sie auf den folgenden Seiten Arbeitsblätter, die Sie kopieren und ausfüllen können.

Vertrauen ist gut, Kontrolle ist besser

Wissen Sie noch, wann der Arzt Ihre Augen, Nieren, Füße zuletzt auf diabetische Schäden hin untersucht hat?

Die Augen im ... ☐ *(Monat, Jahr)*

geprüft hat er: ... ☐

Die Nierenfunktion im ... ☐ *(Monat, Jahr)*

Albumin im Urin? ☐ Ja ☐ Nein **Kreatinin im Urin?** ☐ Ja ☐ Nein

Die Füße im ... ☐ *(Monat, Jahr)*

Von allen Seiten gründlich in Augenschein genommen? ☐ Ja ☐ Nein

Stimmgabeltest (Empfindlichkeit der Haut)? ☐ Ja ☐ Nein

Ultraschall-Untersuchung (Durchblutungsstörungen)? ☐ Ja ☐ Nein

Diese Untersuchungen werden in nächster Zeit wiederholt/nachgeholt:

Untersuchung der

Termin bei

am

Untersuchung der

Termin bei

am

Untersuchung der

Termin bei

am

Hätten Sie’s gewusst?

Ein kleines Quiz zum Diabetes mit Lösungen

Richtig oder falsch?

Um diabetische Augenschäden zu vermeiden, müssen Sie zum Arzt gehen, sobald sich Ihr Sehvermögen verschlechtert.

Falsch ... *Sie müssen zum Arzt, bevor sich Ihr Sehvermögen verschlechtert. Ab dem fünften Jahr nach Diagnose des Diabetes untersucht der Augenarzt einmal jährlich die Netzhaut. Netzhautschäden werden im Frühstadium von den Patienten nicht wahrgenommen. Der Arzt erkennt die Schäden und leitet eine geeignete Behandlung ein.*

Richtig oder falsch?

Niemand muss nur wegen des Diabetes erblinden.

Richtig ... *wenn der Augenarzt bei der Routinekontrolle die diabetischen Netzhautschäden rechtzeitig erkennt, kann eine Lasertherapie und die Verbesserung der Blutzucker- und Blutdruckwerte Ihr Augenlicht retten.*

Richtig oder falsch?

Um Ihre Füße auf diabetische Schäden zu prüfen, macht der Arzt den Stimmgabeltest: Er schlägt die Stimmgabel an und Sie müssen den Ton nachsingen.

Falsch ... *der Arzt macht zwar den Stimmgabeltest. Doch er hält dabei eine Spezialstimmgabel auf Ihr Großzehen-Grundgelenk und Sie müssen sagen, ob Sie die Schwingungen spüren.*

Kinder sind etwas Wunderbares – Die Schwangerschaft

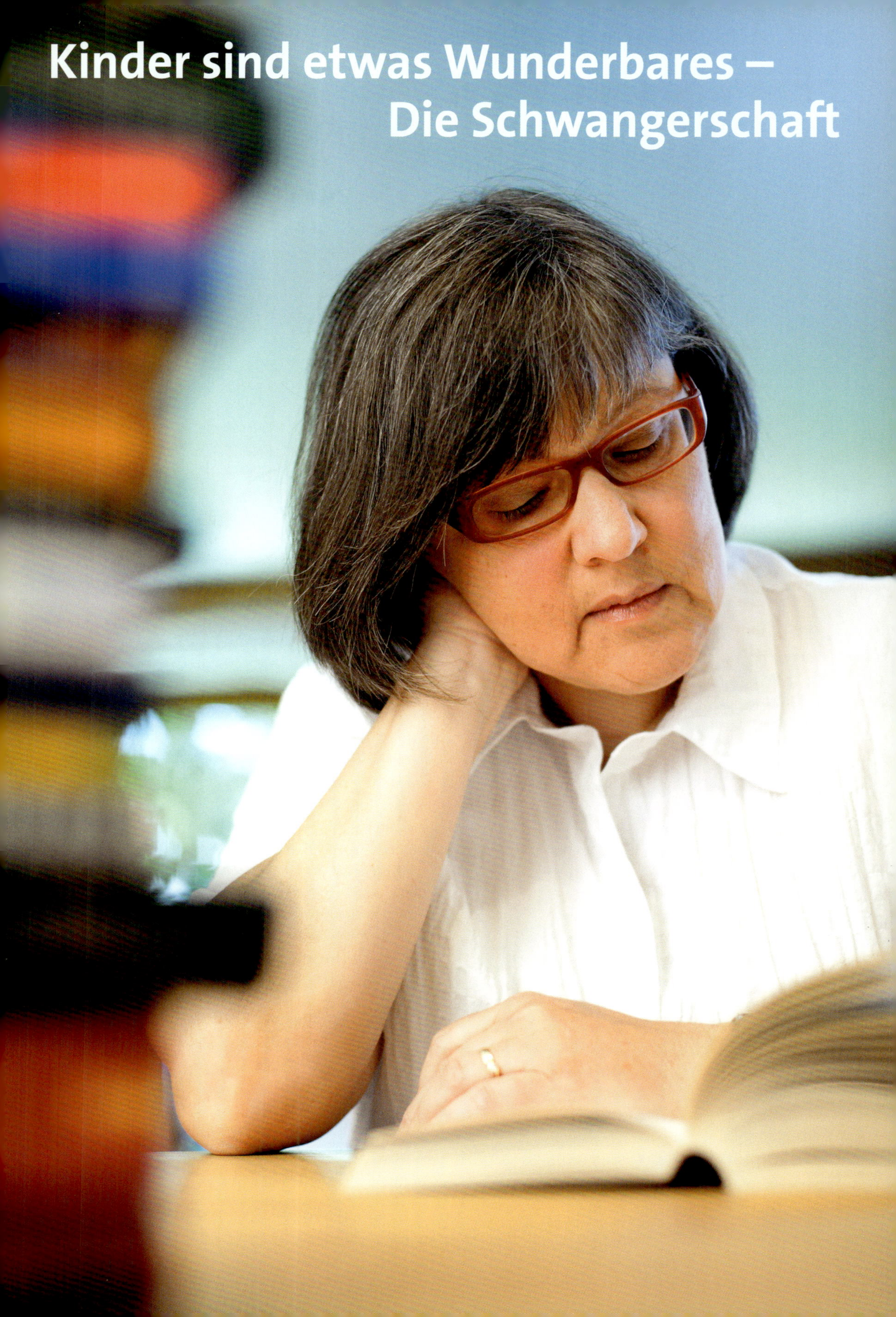

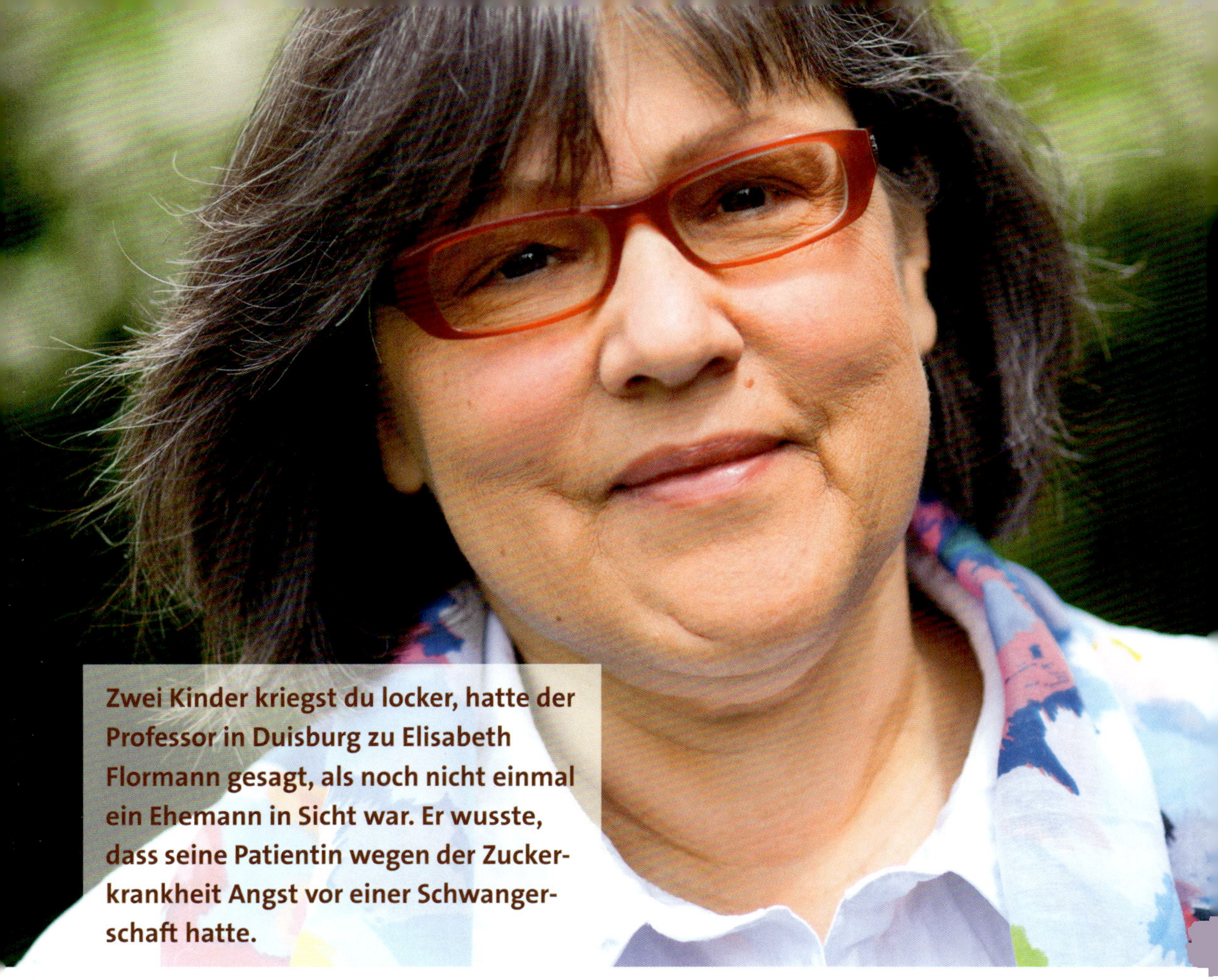

Zwei Kinder kriegst du locker, hatte der Professor in Duisburg zu Elisabeth Flormann gesagt, als noch nicht einmal ein Ehemann in Sicht war. Er wusste, dass seine Patientin wegen der Zuckerkrankheit Angst vor einer Schwangerschaft hatte.

Als wir geheiratet haben, habe ich meinem Mann erklärt: Ich will keine Kinder. Nicht, weil ich etwas gegen Kinder habe, sondern weil für mich einfach die Gefahr zu groß war, meine Krankheit an das Kind zu vererben. Schwangerschaft und Kinder waren gestrichen. Mein Mann hat sehr darunter gelitten, aber er hat zu mir nie gesagt, dass er ein Kind will. Er hat keinen Hehl daraus gemacht, dass er Kinder mag. Aber er hat nie gesagt, er will ein Kind. Später hat er gesagt, dass es das größte Geschenk seines Lebens war, das ich ihm gemacht habe. Wenn ich überhaupt mal einen Kinderwunsch gehabt hatte, war er mit meiner Krankheit gestorben.

Doch Wünsche sind etwas Hartnäckiges und gar nicht so einfach aus der Welt zu schaffen. Elisabeth und Martin Flormann blieben im Gespräch.

Wir waren schon eine ganze Zeit verheiratet. Da haben wir lange, sehr lange darüber gesprochen. Mein Mann sagte immer, wenn du nicht willst, dann werden wir keine Kinder haben. Er fügte sich sozusagen in mein Schicksal und er hätte es angenommen. Es wäre ihm schwergefallen, aber er hätte es gemacht. Ich habe das Kind dann für meinen Mann bekommen, weil er sich so sehr Kinder gewünscht hat. Als wir so weit waren, wurden die Verhütungsmittel gestrichen und ich bin sehr schnell schwanger geworden.

[Vorher waren aber noch ein paar medizinische Fragen zu klären.]

Mein Arzt sagte, dass eine Schwangerschaft durchaus möglich ist. So wie mein Blutzucker eingestellt sei, wäre es keine Gefahr für das Kind. Der Wille, alles richtig zu machen, war jetzt eigentlich noch stärker, weil ich mir sagte, du hast jetzt nicht nur auf dich aufzupassen, sondern auch auf das Kind. Ich habe mich noch mehr zusammengenommen und mir keine Fehler mehr erlaubt. Ich habe mich möglichst ganz genau, also übergenau, an alles gehalten, was vorgeschrieben war.

Und dazu muss ich sagen, dass ich an der Düsseldorfer Uniklinik einen, ich kann es nicht anders sagen, wunderbaren Arzt hatte. Das klingt vielleicht etwas übertrieben, aber in diesem Fall kann man das nur so sagen. Er hat mich in den ersten Monaten meiner Schwangerschaft fast jeden Tag angerufen, um zu fragen, wie die Lage ist, wie die Blutzuckerwerte sind. Er war dauernd für mich da. Und das gibt einem ein ungeheuer gutes Gefühl der Beruhigung. Das war einfach toll.

[Elisabeth Flormann war im Mai schwanger geworden, im November hatte sie dann einen zu hohen Blutdruck.]

Das Problem habe ich bis heute, das hat sich durch die Schwangerschaft ergeben. Daraufhin hat man mich zehn Tage lang ins Krankenhaus gelegt, um mich zu beruhigen.

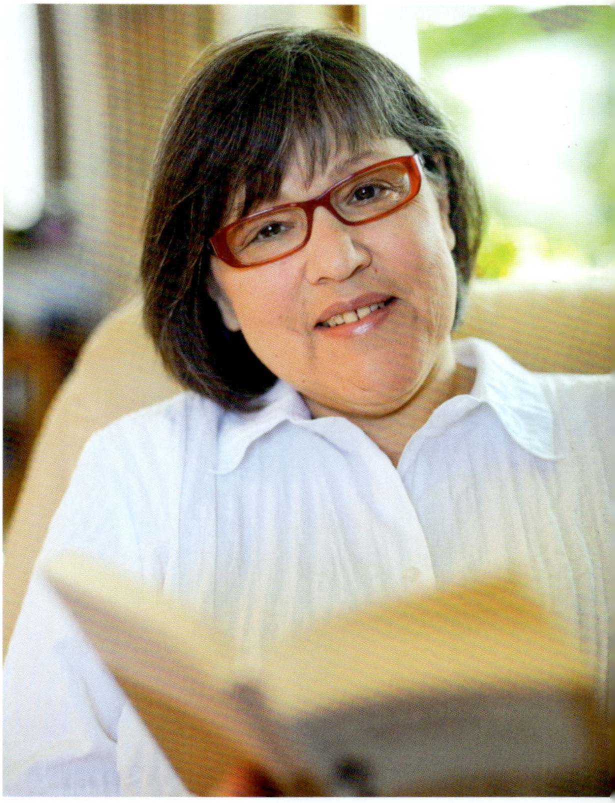

Das ist natürlich auch ungeheuer beruhigend, wenn man den ganzen Tag nichts anderes macht, als im Krankenhaus zu liegen. Nach zehn Tagen habe ich gesagt, ich will wieder nach Hause. Der Professor war sehr damit einverstanden und hat mich auch wieder nach Hause geschickt. Zum Ende der Schwangerschaft hin wurde es dann ein bisschen schwieriger, weil da eben dieser Bluthochdruck war und ich Angst hatte, dass eine Plazentainsuffizienz eintritt. Und dann sollte ich an den Wehenschreiber und die Herztöne des Kindes kontrollieren lassen. In den Phasen, in denen mein Frauenarzt in Urlaub war, habe ich auch sehr unfreundliche Ärzte erlebt. Da bin ich im Sauerland, wo ich inzwischen mit meinem Mann wohnte, ins Krankenhaus gegangen und bekam solche Sachen zu hören wie: Das Kind ist doch in der 35. Woche, das ist doch jetzt schon lebensfähig. Lassen Sie es doch einfach holen, dann ist die Sache vorbei. Solche Ärzte gibt es durchaus. Ich war einmal in diesem Krankenhaus und danach nie wieder.

Lukas war ein quietschfideles Kerlchen, maß 49 Zentimeter und wog 3250 Gramm. Nicht zu schwer, nicht zu dick, nicht zu groß. Ich war nur froh, dass das Kind da war. Die Schwestern sagten, er sei gesund und das beinhaltete für mich alles, auch dass er nicht Diabetiker ist. Vorher hatten mein Mann und ich verabredet, wenn das Kind mit Kaiserschnitt kommen muss, dann auf jeden Fall mit Periduralanästhesie. Ich wollte es erleben, wenn das Kind kommt. Und mein Mann war auch dabei. Mit Musik von Richard Clayderman ist mein Sohn dann zur Welt gekommen.

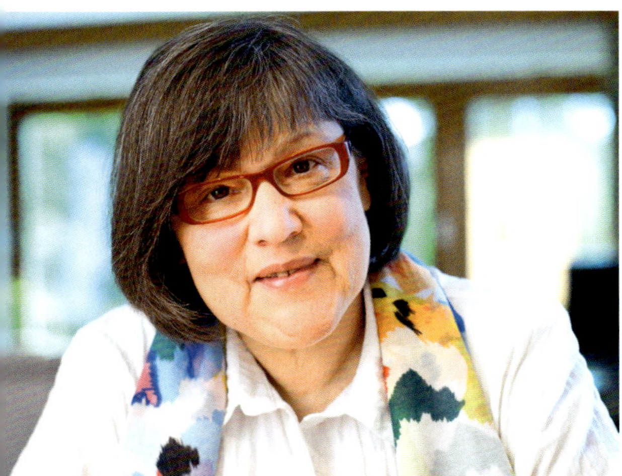

„Lukas war ein quietschfideles Kerlchen. Nicht zu schwer, nicht zu dick, nicht zu groß. Und: Er war gesund."

Nach der Erfahrung, die ich heute habe, würde ich sagen: Wenn man eine entsprechende Betreuung hat, und wenn man wirklich dahintersteht, dass man sagt, ich will das jetzt, dann sollte man das auch wirklich machen. Weil es nichts Schöneres gibt, als Kinder zu haben. Ein Kind zu haben, das ist einfach unglaublich. Nicht nur diese Momente, wo der Kleine im Bett liegt oder sich eine winzige Hand um den Finger krallt, sondern einfach die Tatsache, dass da ein Mensch ist, den man einmal geboren hat, für den man jetzt Verantwortung trägt. Es ist einfach wunderbar.

Wie Sie mit Bluthochdruck umgehen

7

„Ein Mediziner ist ja nicht der Halbgott in Weiß. Ich denke mir, das ist wie eine Dienstleistung, ohne dass ich damit den Arzt herabwürdigen will."

Elisabeth Flormann

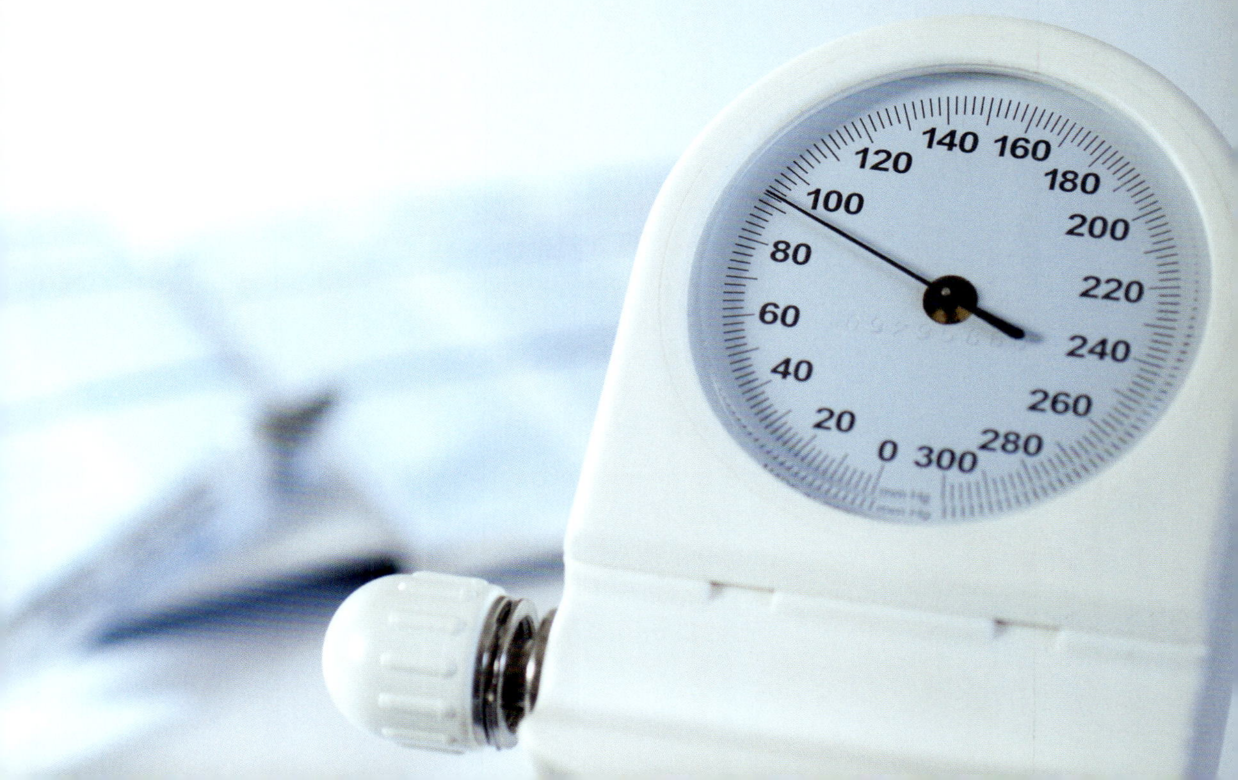

Blut ist ein ganz besondrer Saft – dieser Satz stammt von Goethe. Der Volksmund bezeichnet das Blut auch als Lebenssaft. Medizinisch betrachtet, ist an dieser Sicht viel Wahres dran. Im Blut sind Nährstoffe, Botenstoffe und Sauerstoff gelöst. Mit dem Blut werden diese und andere lebenswichtige Stoffe im Körper von einem Organ zum anderen transportiert. Damit kein Tropfen des wertvollen Saftes verloren geht, fließt er in einem weitverzweigten Kanalsystem aus Blutgefäßen, den Arterien und Venen. Manche dieser Schläuche sind mehr als daumendick, zum Beispiel die Bauchschlagader. Andere sind dünner als ein Haar, zum Beispiel die Blutgefäße am Auge und die feinen Verästelungen in den Nieren. Fünf bis sieben Liter Blut fließen im Kreislauf eines normalgewichtigen erwachsenen Menschen.

Bluthochdruck belastet die Gefäße

Für den reibungslosen Blutfluss sorgt nicht das Herz allein, das den roten Lebenssaft in den Körper pumpt. Das Herz arbeitet zusammen mit den elastischen Wänden der Blutgefäße. Sie geben nach und der Schlauch weitet sich oder sie ziehen sich zusammen und der Schlauch wird enger – je nach Bedarf. Wenn wir frieren, verengen sich beispielsweise die Blutgefäße unter der Haut, damit nicht so viel Wärme verloren geht. Dieser natürliche Mechanismus klappt allerdings nur, so lange die Gefäßwände intakt sind. Ein krankhaft erhöhter Blutdruck (Bluthochdruck, Hypertonie) belastet die Gefäßwände.

Bluthochdruck erhöht das Risiko für diabetische Spätfolgen.

Der Bluthochdruck ist ein häufiger Begleiter des Diabetes. Er erhöht das Risiko für diabetische Spätfolgen, wie beispielsweise Netzhautschäden, Nierenfunktionsstörungen und diabetische Füße. Behalten Sie deshalb Ihren Blutdruck im Auge. Im AOK-Curaplan Diabetes kontrolliert Ihr behandelnder Arzt regelmäßig Ihren Blutdruck.

Den Blutdruck selbst messen

Kapitel 7, S. 100: „Strukturierte Schulungen für Patienten mit Bluthochdruck“

Falls der Arzt bei Ihnen einen krankhaft erhöhten Blutdruck feststellt, haben Sie die Möglichkeit, an einer speziellen Schulung teilzunehmen. Unter Umständen verschreibt der Arzt auch Medikamente. Der Blutdruck wird in der Einheit Millimeter Quecksilbersäule (mmHg) angegeben. Manche Blutdruckmessgeräte werden von Hand bedient. Die

Arzthelferin oder der Arzt (oder Sie selbst, wenn Sie zu Hause messen) hören die Klopfgeräusche des Pulses über ein Stethoskop. Andere Geräte enthalten elektronische Bauteile und pumpen automatisch die Manschette auf, registrieren den Puls und geben den Wert an. Elektronische Geräte sind zwar leichter zu bedienen, aber die Werte sind nicht so genau wie die der herkömmlichen Messgeräte.

Jeder Patient mit krankhaft erhöhtem Blutdruck sollte nach Möglichkeit selbst zu Hause die Blutdruckwerte bestimmen. Nur so können der Patient und sein behandelnder Arzt genauen Aufschluss über die Werte bekommen und gegebenenfalls die Behandlung entsprechend anpassen. Die Dosis der Medikamente kann auf die zu Hause gemessenen Werte abgestimmt werden. Die Blutdruck-Selbstmessung will jedoch gelernt sein. Im Rahmen des strukturierten Schulungs- und Behandlungsprogramms üben Sie in einer kleinen Gruppe unter fachkundiger Anleitung den Umgang mit dem Messgerät und den genauen Ablauf der Blutdruckmessung. Alle zu Hause gemessenen Blutdruckwerte sollten Sie immer sofort schriftlich festhalten. Dafür

So wird der Blutdruck gemessen

Damit die Werte stimmen und vergleichbar sind, müssen Arzt, Arzthelferin und Patient folgende Regeln beachten (die Hinweise beziehen sich auf Messgeräte zum Aufpumpen per Hand und Abhören des Pulses):

- Messen nach fünf Minuten Ruhe im Sitzen.
- Der nackte Arm mit der Manschette liegt entspannt in Herzhöhe auf der Unterlage.
- Die Manschettengröße passt zum Umfang des Oberarms. Die Manschette liegt zwei Zentimeter oberhalb der Ellenbogenbeuge. Nicht zu eng schließen: Vor dem Aufpumpen muss ein Finger unter die Manschette passen.
- Zügig aufpumpen (bei Selbstmessung mit der Hand des freien Armes) bis 30 mmHg oberhalb des Wertes, ab dem mit dem Stethoskop keine Klopfgeräusche mehr zu hören sind.
- Luft sofort langsam ablassen.
- Zuerst sollen keine Klopfgeräusche zu hören sein. Sobald die ersten Klopfgeräusche zu hören sind, den Wert ablesen (systolischer Blutdruck). Beim Aussetzen der Klopfgeräusche wird der untere Wert, der diastolische Blutdruck, abgelesen.

Die Patienten lernen und üben die Selbstmessung des Blutdruckes in einer speziellen Schulung.

Strukturierte Schulungen für Patienten mit Bluthochdruck

Die im Rahmen des DMP Diabetes angebotenen strukturierten Schulungs- und Behandlungsprogramme haben folgende Inhalte:

- Grundlagen des Kreislaufs, Bluthochdruck, Blutdruck-Selbstmessung
- Lebensgewohnheiten und Blutdruck (Rauchen, Stress, Bewegung, Kochsalzaufnahme)
- Medikamente zur Behandlung des Bluthochdrucks
- Gewichtsabnahme (energievermindertes Essen, Bewegung)
- Kontrolle der Eiweißzufuhr für Patienten mit Nierenfunktionsstörung
- Kontrolluntersuchungen

erhalten Sie in der Schulung einen „Blutdruck-Pass". Auf Seite 103 können Sie testen, wie gut Sie über Ihren Blutdruck Bescheid wissen.

Das Ergebnis einer Blutdruckmessung besteht aus zwei Zahlen: Der obere Wert heißt systolischer Blutdruck, der untere diastolischer Blutdruck. Der systolische Blutdruck ist der Druck, der in den Schlagadern herrscht, wenn das Herz Blut in den Körper pumpt. Erschlafft der Herzmuskel, wird der diastolische Blutdruck gemessen. Liegen Ihre Werte langfristig oft bei 140 mmHg systolisch und/oder 90 mmHg diastolisch oder darüber, ist Ihre Gesundheit in Gefahr. Insbesondere die Herzkranzgefäße, die Schlagadern im Gehirn und die Nieren werden durch den erhöhten Blutdruck belastet. Die Diagnose Bluthochdruck stellt der Arzt, wenn er bei zwei Gelegenheitsmessungen an verschiedenen Tagen Werte von 140/90 mmHg oder höher gemessen hat.

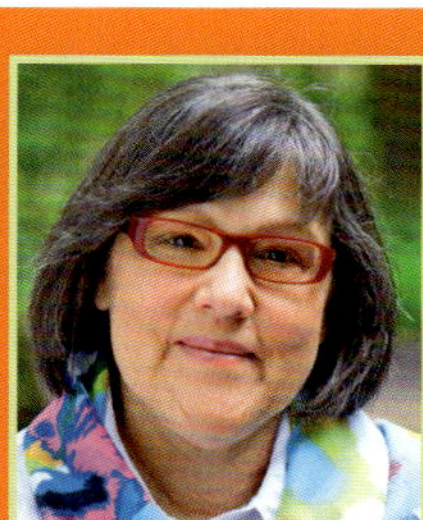

„Die Ärzte, die ich später hatte, waren alle als Menschen ganz hervorragend. Das halte ich für ganz wichtig. Ich denke, einen Arzt, der nur Wissen über die Krankheit vermittelt, ohne dass er in Kontakt zum Patienten treten will, kann man vergessen."

Elisabeth Flormann

Schulung empfohlen

Die Patienten merken selbst oft nichts von den erhöhten Werten oder fühlen sich sogar besonders leistungsfähig. Einige Anzeichen, wie zum Beispiel Kopfschmerzen und Schwindel, sind nicht eindeutig einer bestimmten Erkrankung zuzuordnen. Sie können ebenso Zeichen einer anderen Störung sein. Bei der großen Mehrheit der Patienten ohne Diabetes beruht der Bluthochdruck nicht auf einer organischen Grunderkrankung. Rauchen, Alkohol, Erbanlagen und bestimmte Medikamente können diese primäre oder essenzielle Hypertonie mit verursachen. Viele Patienten mit Typ-1-Diabetes haben dagegen Bluthochdruck, weil ihre Nieren nicht mehr richtig arbeiten. Die Ärzte nennen das sekundäre Hypertonie. Bleibt dies unbehandelt, geraten die Patienten in einen Teufelskreis, denn der hohe Blutdruck schädigt die Nieren noch weiter.

Um den Bluthochdruck mit Erfolg zu behandeln, ist der Arzt auf die Mitwirkung der Patienten angewiesen. Deshalb wird Ihnen im Rahmen des DMP Diabetes, wenn Sie unter Bluthochdruck leiden, die Teilnahme an einer wissenschaftlich anerkannten Schulung empfohlen. Gut geschulte Patienten beherrschen die Blutdruck-Selbstmessung, können die Werte deuten und die richtigen Schlussfolgerungen ziehen. In vier bis fünf Unterrichtseinheiten von jeweils rund 90 Minuten Dauer erfahren und üben Sie in der Arztpraxis in einer kleinen Gruppe unter fachkundiger Anleitung, was Sie selbst tun können, um Ihren Blutdruck zu senken. Sie werden in der Schulung auch über die Medikamente informiert, die Ihnen der Arzt gegebenenfalls verordnet.

Typ-1-Diabetiker haben oft eine sekundäre Hypertonie.

Rücksprache mit dem Arzt

Der Arzt wird nach der Diagnose des Bluthochdrucks zuerst mit Ihnen zusammen überlegen, welche nicht-medikamentösen Möglichkeiten bestehen, Ihren Blutdruck zu senken. Dazu können bei Ihnen weni-

Medikamente gegen Bluthochdruck

Im DMP Diabetes empfiehlt der Arzt vorrangig Medikamente gegen einen krankhaft erhöhten Blutdruck, deren Nutzen und Sicherheit in Langzeitstudien belegt ist. Dabei handelt es sich um folgende Wirkstoffgruppen:

- Diuretika (Entwässerungsmittel, abhängig von der Nierenfunktion, Wirkstoffe: bei normaler Nierenfunktion z. B. Chlortalidon, Hydrochlorothiazid, bei eingeschränkter Nierenfunktion Furosemid)
- Beta1-Rezeptor-selektive Betablocker (Wirkstoffe z. B. Metoprolol, Atenolol)
- ACE-Hemmer (Angiotensin-Conversions-Enzym-Hemmer; Wirkstoffe z. B. Captopril, Enalapril, Ramipril); bei Unverträglichkeit von ACE-Hemmern werden AT1-Rezeptor-Antagonisten angewendet.

Infos

- Deutsche Herzstiftung e. V.: Sonderband Bluthochdruck heute. Kostenlos bestellbar unter: www.herzstiftung.de/bluthochruck.html
- www.hochdruckliga.de (Homepage der Deutschen Liga zur Bekämpfung des hohen Blutdrucks)

ger Kochsalz im Essen, Gewichtsabnahme, körperliches Ausdauertraining, Entspannung, weniger Alkohol und Nichtrauchen gehören. Erst wenn diese Methoden versagen, wird Ihnen der Arzt Medikamente verschreiben. Bei Patienten mit Typ-1-Diabetes und bereits geschädigten Nieren sowie bei Patienten mit stark erhöhtem unteren Blutdruckwert verordnet der Arzt unter Umständen sofort Medikamente. Damit Ihre Blutdruckwerte wirklich sinken, müssen Sie die Medikamente täglich in der vorgeschriebenen Dosis einnehmen. Vielleicht denken Sie: „Die vielen Pillen, das kann doch nicht gut sein." Wenn Sie solche Bedenken haben, sprechen Sie Ihren Arzt darauf an. Lassen Sie nicht ohne Rücksprache die Tabletten einfach weg.

Bei Bluthochdruck kann die richtige Behandlung die Lebenserwartung deutlich erhöhen. Falls Ihre Blutdruckwerte je nach Tagesform und Belastung stark schwanken, kann die Anpassung der Medikamentendosis sinnvoll sein. Auch das erfordert die Absprache mit dem Arzt und setzt eine gründliche Schulung voraus.

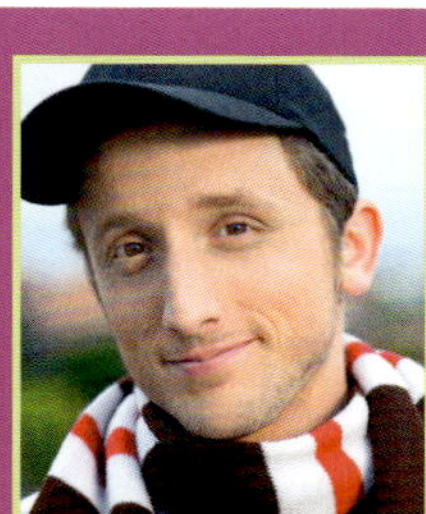

„Zu meiner Hausärztin habe ich absolutes Vertrauen. Dieses Gefühl ist seit meiner Kindheit gewachsen. Natürlich gehe ich auch zum Diabetologen, aber meine Hausärztin kennt mich in- und auswendig. Deshalb setze ich auf die Kombination beider."

Jan Christen

Kennen Sie Ihren Blutdruck?

Hand aufs Herz: Wissen Sie, wie hoch Ihr Blutdruck normalerweise ist?

Liegt er unter 140/90 mmHg?

Mein Blutdruck beträgt meistens ungefähr .... /.......... mmHg

Damit liegt mein Blutdruck im Normalbereich: **Ja** ☐ **Nein** ☐

Mein Arzt/die Arzthelferin hat meinen Blutdruck das letzte Mal im

.... (Monat/Jahr) **gemessen.**

Der Wert lag damals ungefähr bei .... /.......... mmHg

Ich habe meinen Blutdruck zuletzt am

.... **gemessen.**

Der Wert lag bei .... /.......... mmHg

Falls Sie nicht wissen, wie hoch Ihr Blutdruck normalerweise ist, lassen Sie ihn in nächster Zeit von Ihrem behandelnden Arzt überprüfen.

Mein nächster Arzttermin: ....

(Knoten ins Taschentuch: Arzt nach Blutdruck fragen!)

Hätten Sie's gewusst?

Ein kleines Quiz zum Diabetes mit Lösungen

Richtig oder falsch?

Für einen Patienten mit Diabetes Typ 1 lohnt es sich nicht, über den Blutdruck nachzudenken. Für ihn stehen andere Gesundheitsprobleme im Vordergrund.

Falsch ... *Diabetiker haben häufiger Bluthochdruck als der Bevölkerungsdurchschnitt. Bluthochdruck stellt für Diabetiker eine besondere Gefahr dar, weil ihre Organe unter Umständen schon unter der Zuckerkrankheit gelitten haben. Deshalb lohnt es sich gerade für Diabetiker, den Blutdruck regelmäßig zu kontrollieren und einen krankhaft erhöhten Blutdruck zu behandeln.*

Richtig oder falsch?

Den Blutdruck kann jeder zu Hause selbst messen.

Richtig ... *weil die Patienten den Blutdruck zu Hause regelmäßig unter Alltagsbedingungen messen können, ist die Selbstmessung sehr sinnvoll. Damit sie richtige Ergebnisse bekommen, müssen die Patienten allerdings das Messen unter fachkundiger Anleitung in einer wissenschaftlich anerkannten Schulung üben.*

Richtig oder falsch?

Wenn Sie sich dauernd über Ihren Chef ärgern müssen, bekommen Sie Bluthochdruck.

Nicht unbedingt ... *Stress erhöht zwar kurzfristig den Blutdruck. Aber nur, wenn der Stress nicht angemessen verarbeitet wird und beispielsweise sogar Ihre Nachtruhe stört, kann er dauerhaft den Blutdruck erhöhen. Bei Diabetikern hat der Bluthochdruck häufig körperliche Ursachen.*

Das hängt mir zum Hals heraus – Späte Krisen und Erfolge

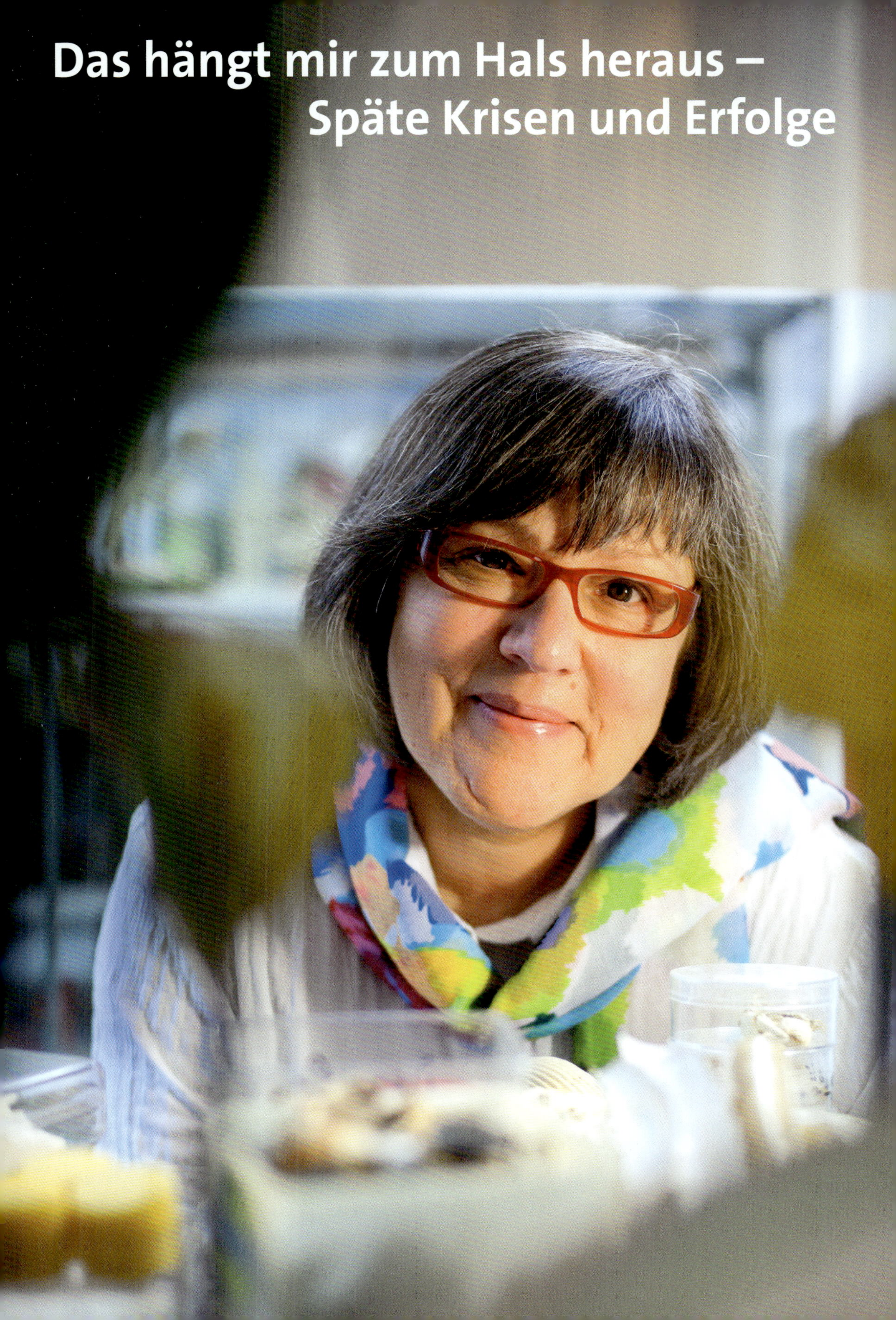

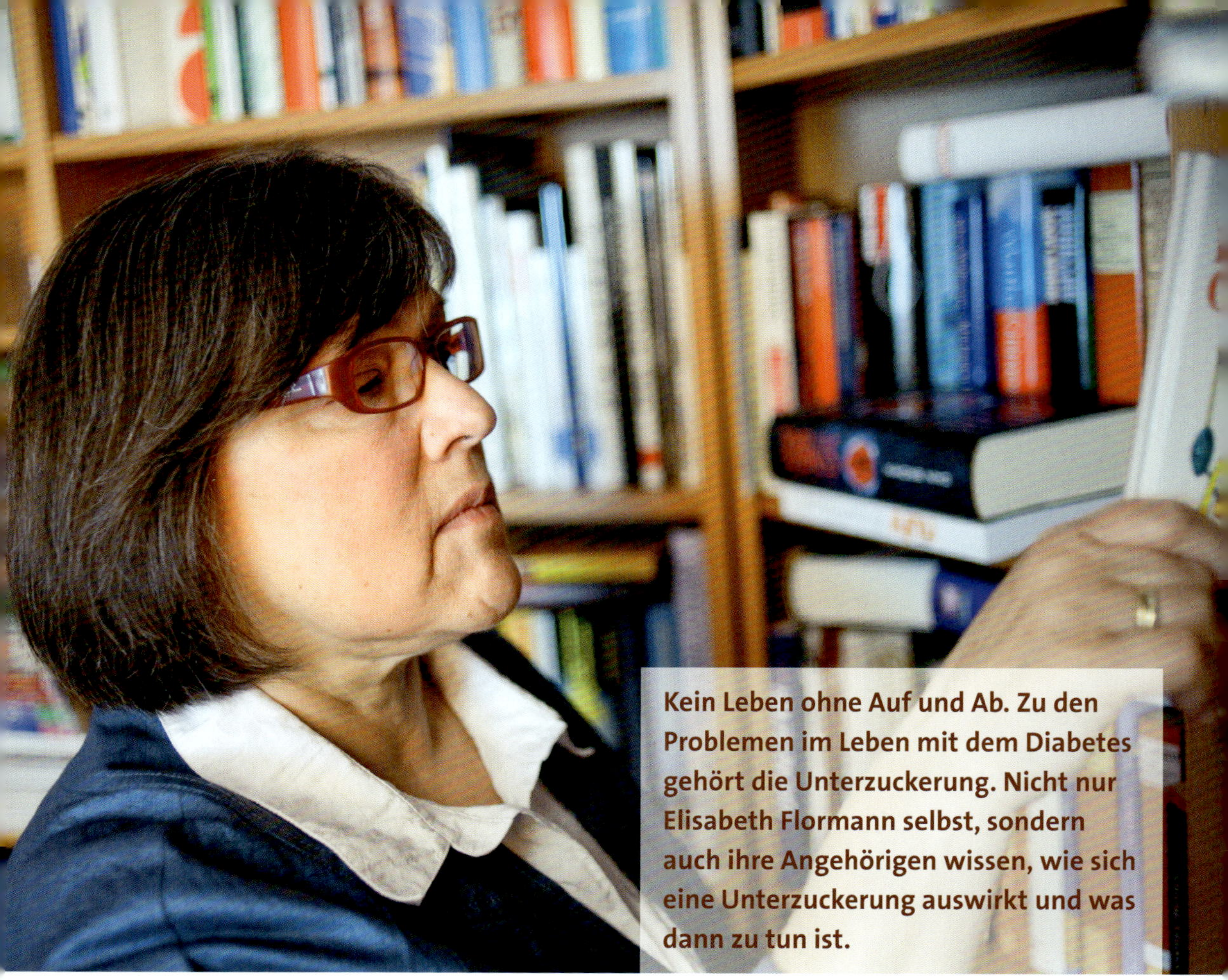

Kein Leben ohne Auf und Ab. Zu den Problemen im Leben mit dem Diabetes gehört die Unterzuckerung. Nicht nur Elisabeth Flormann selbst, sondern auch ihre Angehörigen wissen, wie sich eine Unterzuckerung auswirkt und was dann zu tun ist.

In den ersten drei Monaten meiner Schwangerschaft war der Diabetes sehr knapp eingestellt. Es konnte passieren, dass ich mich auf den Balkon setzte und einschlief – in eine Unterzuckerung hinein. Mein Mann weckte mich dann, sagte, die Werte stimmen nicht, trink eine Fanta – dann war es wieder gut. Als Lukas geboren war, hatte ich allerdings eine ganz schwere Unterzuckerung. Mein Mann fand mich mittags im Bett, Lukas neben mir. Das Kind schrie wie am Spieß vor Hunger, und ich war bewusstlos. Es war das einzige Mal, dass mein Mann mir Glukagon spritzte. Bei allen anderen Unterzuckerungen haben mein Mann oder später mein Sohn das mit Traubenzucker wieder hingekriegt, bevor ich ohnmächtig wurde. Ich habe damals gar nicht so panisch darauf reagiert, weil man mir vorher gesagt hatte, dass es mit der Hormonumstellung eine Weile dauern kann, bis sich der Blutzucker und die Behandlung wieder eingespielt haben. Ich fand es erschreckend, dass ich auf dem Kind hätte liegen können. Man dämmert einfach weg, unmerklich, und ist dann auf die Hilfe von anderen angewiesen.

[Elisabeth Flormann wollte nicht, dass die anderen merken, dass sie Diabetes hat.]

Das gibt es überhaupt nicht, dass ich sagen würde, ich kann jetzt nicht mehr, ihr müsst etwas für mich tun. Der Satz, den ich am häufigsten zu mir gesagt habe, war: Du schaffst das alleine, du brauchst niemanden. Das ist kein guter Satz. Das geht nicht.

Wer Diabetes hat, lebt in der ständigen Gefahr, eine Unterzuckerung zu erleben oder an Folgeschäden zu erkranken. Elisabeth Flormann hält sich deshalb genau an den Rat der Ärzte. Doch die tägliche Selbstdisziplin ist eine Anstrengung, die auch einmal zu viel werden kann.

Ausgelöst wurde die psychische Krise durch einen Artikel, in dem stand: Die Lebenserwartung von Langzeit-Diabetikern ist um ein Drittel geringer als bei Nicht-Diabetikern. Diese Tatsache hat sich so in mich hineingefressen, dass mir nur vor Augen stand: Du wirst ungefähr fünfzig und damit hat sich's. Zu dem Zeitpunkt war ich nicht ganz 42. Mir erschien plötzlich alles, was in irgendeiner Weise hilfreich für den Diabetes ist, gar nicht mehr wichtig. Ich habe Insulin gespritzt, aber den Blutzucker nicht mehr gemessen. Wozu auch, es lohnte sich ja nicht für diesen Rest an Zeit, der mir noch blieb. Ich habe meine Ärzte nicht mehr besucht, selbst meinen tollen Professor an der Düsseldorfer Klinik nicht. Es ging so weit, dass gutes Zureden oder Vorwürfe meiner Familie nichts mehr genutzt haben. Ich habe es gehört, aber es hat mich nicht erreicht. Eine tiefe Mutlosigkeit erfasste mich. Diese Depression dauerte zwei lange Jahre. Tag für Tag die gleiche Trübsal, meine Gefühle spielten verrückt. Nur nach außen hin, im Kollegen- oder im Freundeskreis, habe ich funktioniert.

Nach massiven Auseinandersetzungen mit meinem Mann erklärte ich mich widerstrebend bereit, mit ihm nach Düsseldorf zu fahren. Mein Arzt sagte, Sie kommen jetzt mal zu uns und wir schauen, was wir machen können. In der Klinik hat man mich einfach nur in Ruhe gelassen. Ich habe gelesen, Spaziergänge gemacht. Raus aus dem gewohnten Trott, das war in dieser psychischen Krise ganz wichtig. Man hat mir Gespräche mit einer Therapeutin angeboten. Ich habe das erst abgelehnt, weil ich solche Gespräche für unsinnig hielt. Ich habe mich letztlich einige Male mit ihr getroffen. Es endete immer in einer fürchterlichen Heulerei, es war schrecklich. Aber es war auch einfach gut, über Dinge zu reden, die mich belasteten, die außer meinem Mann niemand gewusst hat. Das erleichtert. Wir haben darüber geredet, wie ich die Krankheit empfinde, über die Tatsache, dass ich Dinge fürchte, die ich nicht beherrsche.

Heute denke ich, dass ich mir wirklich mal sagen muss, es hängt mir jetzt zum Hals raus, mich jeden Tag viermal in den Finger zu stechen. Heute gehe ich schon mal Eis essen – ich spritze dann die entsprechende Menge Insulin. Man muss sich die schwachen Phasen einfach mal erlauben. Man kann nicht immer perfekt sein. Dessen muss man sich auch bewusst sein.

Elisabeth Flormann hat bereits ihren 60. Geburtstag gefeiert. Bis heute sind keine körperlichen Schäden durch den Diabetes aufgetreten. Stattdessen ist sie um die halbe Welt gereist.

Es gab zwar 2008 den Verdacht auf einen Herzinfarkt, der sich im Nachhinein jedoch nicht bestätigt hat. Es war vermutlich eine Verkrampfung der Herzkranzgefäße. Aber das schreibe ich nicht eindeutig dem Diabetes zu. Davor hatte ich eine seelisch sehr belastende Zeit: Drei Jahre zuvor war mein Vater gestorben, an dem ich sehr hing. Das passierte sehr plötzlich, innerhalb von drei Wochen. Nur ein halbes Jahr später ist meine Mutter schwer erkrankt. Das hat mich psychisch sehr mitgenommen. Deshalb schreibe ich diese Herzbeschwerden eher dieser Belastung zu. Nach diesem Zwischenfall mit dem Herzen brauchte ich eine Reha-Maßnahme, um wieder richtig auf die Beine zu kommen. Seither ernähre ich mich noch gesünder, mache Sport und besuche regelmäßig eine Herzsportgruppe. Inzwischen sind die Teilnehmer der Gruppe für mich mehr geworden als nur Trainingskameraden.

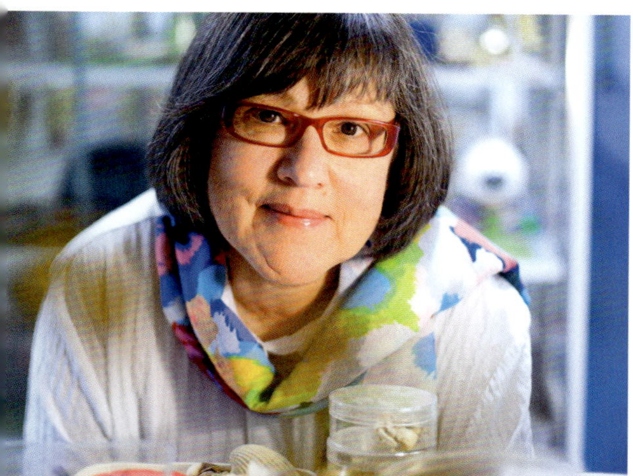

„Ich habe 14 Tage lang gelesen, Spaziergänge gemacht. Man hat mich einfach in Ruhe gelassen. Das war in der psychischen Krise ganz wichtig."

Ich selbst war nie so reiselustig, aber ich bin mit einem Geographen verheiratet, der am liebsten Weltreisender geworden wäre. Der nimmt mich einfach mit. Ich bin in Amerika gewesen, in Russland. Wir waren mehrfach in der Türkei, in Tunesien, in Ägypten, auch in Australien. Wir holen aber vor langen Flugreisen immer ärztlichen Rat ein. Einmal hatte ich im Flugzeug eine Unterzuckerung, in diesem Moment wurde aber das Essen serviert und ich habe mit der Mousse au Chocolat angefangen. Damit war es geregelt. In Australien bin ich mit einem Blutzuckerwert von 48 durch die Stadt gegangen, auf der Suche nach dem nächsten Lokal. Da hatte ich das Gefühl, wie auf Wolken zu gehen.

Man muss ja jeden Tag alleine klarkommen. Einen guten Arzt braucht man unbedingt. Aber auch den kann ich nicht jederzeit fragen, was ich tun soll. In vielen Situationen ist niemand da. Dann muss ich informiert und geschult sein, damit ich alleine mit der Krankheit klarkomme. Als informierte Patientin ärgert es mich, manchmal für dumm verkauft zu werden. Wenn ein Arzt zum Beispiel fragt: Wie wollen Sie das überhaupt beurteilen? Dann protestiere ich auch. Ich bin sonst ein friedlicher Mensch, aber wenn ich einen schlecht informierten Arzt treffe, kann ich schon sehr ärgerlich werden. Es gibt sicher auch andere Erkrankungen, bei denen die Patienten viel wissen. Diabetiker sind jedenfalls häufig sehr gut informiert. Und warum sollten Ärzte ihnen das nicht auch zugestehen?

8

Wie Sie lernen, mit dem Diabetes besser zu leben

„Ich habe eine gesunde Basis für mich gefunden. Ich habe meinen Diabetes zwar immer im Hinterkopf und achte verstärkt auf meine Ernährung. Aber man kann nicht auf alles verzichten. Da muss eben jeder für sich die Waage finden."

Jan Christen

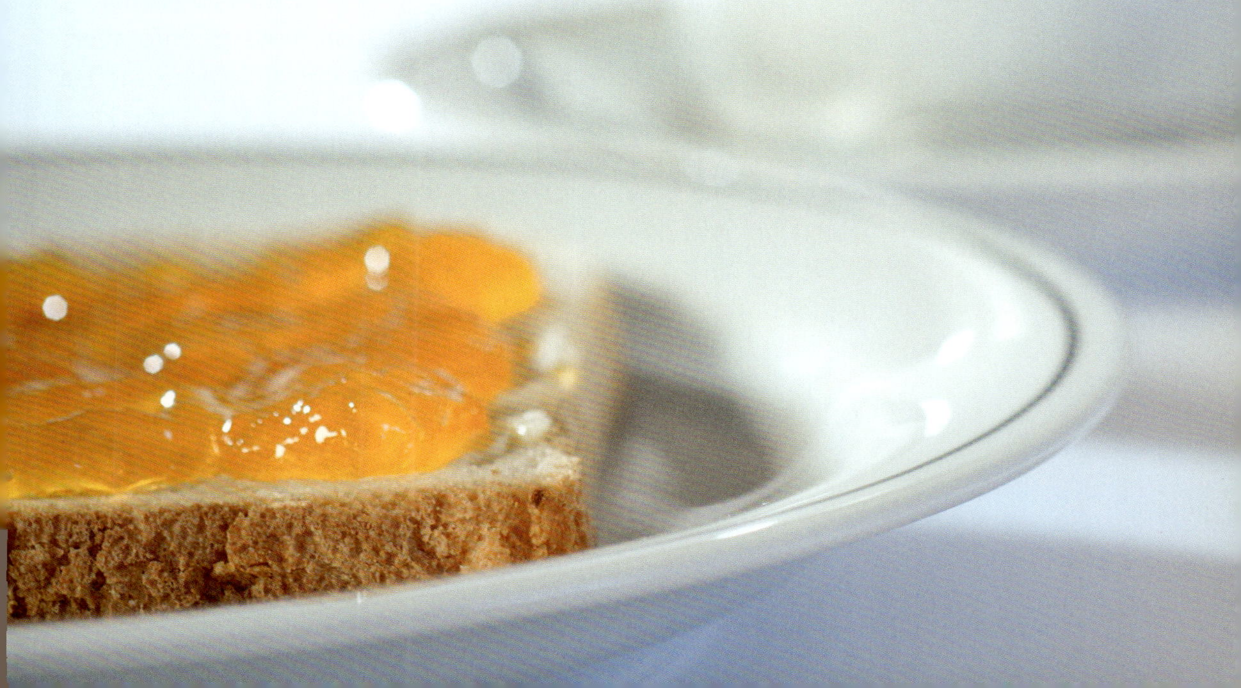

Pauken, Prüfungen oder Langeweile – und draußen lockt die Sonne: So haben viele ihre Schulzeit in Erinnerung. Und nun als Erwachsener zur Diabetes-Schulung gehen und wieder die Schulbank drücken?

„Typisch Schule" ist ein strukturiertes Schulungs- und Behandlungsprogramm im Rahmen des DMP Diabetes mit Sicherheit nicht. Die Kursteilnahme ist freiwillig. Was Sie in der Schulung erfahren und ausprobieren, ist unmittelbar für Ihren Umgang mit Diabetes im Alltag gedacht. Sie üben nicht für die Kursleiter, sondern einzig und allein, um Ihren persönlichen Bedürfnissen gerecht zu werden. Sie lernen, mit dem Diabetes besser zu leben. Denn ein guter Schulungsleiter orientiert sich eng an Ihrem persönlichen Alltag, an Ihren beruflichen Gegebenheiten und Erfordernissen, Ihrer familiären Situation und Ihren bevorzugten Freizeitaktivitäten.

Diabetes-Schulungen orientieren sich am Alltag der Teilnehmer.

In einer strukturierten Diabetes-Schulung stehen Sie mit Ihren Fragen im Mittelpunkt. Niemand wird Sie prüfen und Noten verteilen. Sie brauchen also keine Angst zu haben, dass Sie sich blamieren. Wenn Ihnen die Kursleiter Fragen stellen oder Fragebögen austeilen, dann nur, damit Sie selbst sehen, wie weit Sie sind und um die Qualität des Unterrichts zu messen. Alle Teilnehmer sind in einer ähnlichen Situation wie Sie. Weil die Gruppen klein sind (meist ungefähr sechs, höchstens zwölf Personen), haben Sie die Möglichkeit, den Kurs mitzugestalten. Trauen Sie sich, dem Leitungsteam Ihre Erwartungen mitzuteilen. Ein guter Lehrer ist dankbar für Anregungen und lässt Fragen und auch Kritik zu. Das DMP Diabetes stellt besondere Anforderungen an die Schulungsprogramme für Patienten mit Typ-1-Diabetes. Ihr behandelnder Arzt und Ihre AOK nennen Ihnen die nächstgelegene Schulungs-Möglichkeit. Die Schulungen finden auch ambulant, zum Beispiel in der Praxis Ihres Arztes oder in der Diabetesabteilung einer Klinik statt. Sie müssen also nicht unbedingt im Krankenhaus übernachten.

Qualität prüfen

Es gibt sowohl ganztägige Kurse, die normalerweise über fünf Tage laufen, als auch Abend- oder Wochenendkurse. Insgesamt umfasst eine Diabetes-Schulung mindestens 20 Stunden. Wenn sich die Schu-

Anforderung an eine Diabetes-Schulung

Inhalte nach den Qualitätskriterien der Deutschen Diabetes Gesellschaft. Die Schulung umfasst insgesamt mindestens 20 Stunden mit folgenden Inhalten:

- Grundlagenwissen zum Diabetes Typ 1
- Stoffwechselselbstkontrolle (die Teilnehmer üben die Selbstkontrolle von Blutzucker, Harnzucker und Ketonkörpern)
- Insuline, Therapiestrategien, Spritztechnik (mit praktischen Übungen)
- Unterzuckerung, Einsatz von Glukagon (einschließlich einer Sportstunde, um den Blutzuckerabfall bei Bewegung zu zeigen)
- Essen und Trinken (mit Übungen: zum Beispiel Lebensmittel-Portionen abwiegen und Kohlenhydratgehalte schätzen oder einen Supermarkt besuchen)
- Anpassung der Insulindosis (mit Dosisbesprechung vor den Hauptmahlzeiten)
- besondere Situationen (Überzuckerung, Reisen)
- Folgeerkrankungen, Fußpflege, Kontrolluntersuchungen
- Schwangerschaft, Vererbung, Empfängnisverhütung
- Soziales (Beruf, Führerschein, gesetzliche Bestimmungen)
- Erschwernisse im Alltag, Hilfen zur langfristigen selbst verantworteten Therapie

Das Behandlungsteam bringt ausreichend Zeit für Einzelgespräche mit Patienten und Angehörigen mit.

lung über den ganzen Tag erstreckt, können Sie sich vom Arzt ein Attest ausstellen lassen, damit Sie keinen Urlaub opfern müssen. Damit Sie etwas von der Schulung haben und die Gruppe gut zusammenwächst, sollten Sie von Anfang bis Ende dabeibleiben. Ihr Partner oder andere Angehörige sind herzlich eingeladen, mit Ihnen zusammen am Kurs oder an Teilen des Kurses teilzunehmen. Es ist sinnvoll, dass Ihr Partner sich beispielsweise über die Unterzuckerung informiert. Die Kosten Ihrer Schulung trägt die AOK. Die Leitung der Schulung übernehmen auf dem Gebiet des Diabetes fortgebildete Ärzte und Diabetesberater. Diabetesberater sind meist Krankenschwestern oder Krankenpfleger beziehungsweise Diätassistentinnen oder Diabetesassistentinnen, die sich für die strukturierte Diabetes-Schulung haben fortbilden lassen.

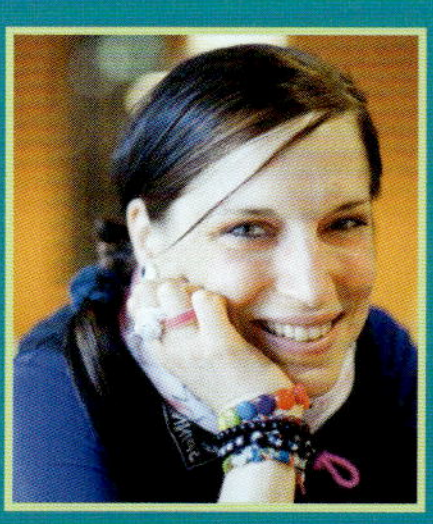

„Anfangs hatte ich ziemlich viele Schulungen, aber auch heute noch kommt die ein oder andere dazu. Ich lerne da jedes Mal etwas Neues. Es gibt in jeder Schulung diesen Aha-Effekt. Darüber schreibe ich dann auch in meinem Blog."

Stefanie Blockus

Die Deutsche Diabetes Gesellschaft organisiert die Fortbildung dieser Berater – damit Sie eine fachkundige Anleitung bekommen. Doch nicht nur die Fachkenntnisse der Profis zählen. In der Schulung hören Sie von anderen Kursteilnehmern, welche Erfahrungen sie mit dem Diabetes gemacht haben. Im Austausch mit „Leidensgenossen" bekommen Sie häufig wertvolle Hinweise für den eigenen Umgang mit der Zuckerkrankheit. Schon die Tatsache, dass es anderen ähnlich geht wie Ihnen, wirkt in gewisser Weise erleichternd.

Sicherheit in allen Lebenslagen

Die strukturierten Schulungs- und Behandlungsprogramme im Rahmen des DMP Diabetes richten sich an einheitliche Zielgruppen. Sie kommen im Kurs ausschließlich mit Typ-1-Diabetikern zusammen, erwachsene Patienten bleiben unter sich. Auch die Form der Therapie und Dauer der Erkrankung sind nach Möglichkeit bei allen Teilnehmern einer Schulung ähnlich.

Beispiel für den Stundenplan einer Diabetes-Schulung

Montag	Dienstag	Mittwoch	Donnerstag	Freitag
8.00 h Blutzuckermessung/Insulindosisbesprechung				
10.00 - 12.00 h Begrüßung Was ist Diabetes?	9.00 - 10.45 h Einführung in die Ernährung	9.00 - 10.30 h Dosisanpassung Verminderung/ Erhöhung	9.00 - 10.00 h Ernährung	9.00 - 10.00 h Ernährung
	11.00 - 12.00 h Insuline Insulinwirkung	10.30 - 12.00 h Visite	10.15 - 12.00 h Dosisanpassung bei Krankheit	10.15 - 12.00 h Spätschäden Nerven/Füße
12.00 h Blutzuckermessung/Insulindosisbesprechung				
14.00 - 15.30 h Stoffwechsel-kontrolle	14.00 - 15.15 h Insulinbehandlung Insulininjektion	13.30 - 14.45 h Besuch im Supermarkt	14.00 - 15.00 h Diabetes und Sport Soziales	14.00 - 15.00 h Empfängnis-verhütung, Schwangerschaft, Allgemeines
15.45 - 17.00 Individuelle Therapieziele	15.30 - 17.00 h Hypoglykämie	15.00 - 17.00 h Dosisanpassung	15.15 - 16.00 h Spätschäden Augen/Nieren	
			16.00-17.00 Wissenstest	
17.00 h Blutzuckermessung/Insulindosisbesprechung				

Zu Beginn haben Sie Gelegenheit, sich vorzustellen sowie die übrigen Kursteilnehmer und das Leitungsteam kennenzulernen. Sie kommen miteinander ins Gespräch. Die Kursleiter werden Sie nach Ihren Zielen und Erwartungen an die Schulung fragen. Ein wichtiges Thema ist die Stoffwechselselbstkontrolle, also das Blutzuckermessen und der Harnzucker- und Azeton-Test. Sie üben im Kurs den Ablauf der Tests, die Berater korrigieren Sie gegebenenfalls. Ihr Stoffwechsel wird während des Kurses auch mit Labormethoden überprüft. Im Zentrum der strukturierten Schulung steht die intensivierte Insulintherapie. Im Schulungsverlauf erhalten Sie immer wieder Gelegenheit, die passende Insulindosis zu den Mahlzeiten mit den fachkundigen Beratern zu besprechen. Ziel ist, dass Sie im Alltag zu Hause, bei der Arbeit und in der Freizeit allein mit der Selbstkontrolle und dem Insulin zurechtkommen. Die Schulung vermittelt Ihnen Sicherheit im Umgang mit dem Diabetes in allen Lebenslagen.

Ein wichtiges Thema ist die Stoffwechselselbstkontrolle.

Ein häufiges Problem für Patienten mit Diabetes sind Unterzuckerungen. Deshalb beschäftigen Sie sich in der Diabetes-Schulung ausführlich mit den Anzeichen einer Unterzuckerung sowie der schnellen und richtigen Reaktion darauf. In diesem Schulungsabschnitt sind Ihre Angehörigen besonders gefragt – laden Sie Ihren Partner dazu ein.

Immer wieder stellen die Kursleiter den Bezug zum „wirklichen Leben" her. Das gilt insbesondere für das Thema Essen und Trinken. Sie schätzen Kohlenhydratmengen, auch in weniger alltäglichen Speisen, sodass Sie vor einem Restaurantbesuch, auch auf Reisen, keine Angst haben müssen. Oder Sie gehen gemeinsam einkaufen: Beim Gang durch den Supermarkt lernen Sie altbekannte Lebensmittel neu kennen.

Gewohnheiten neu überdenken

Vielleicht denken Sie: Das kenne ich doch schon, das habe ich alles bereits gehört. Sie meinen, der Kurs ist für Sie nicht interessant, weil Sie seit Langem Diabetes haben und in der Vergangenheit eine oder mehrere Schu-

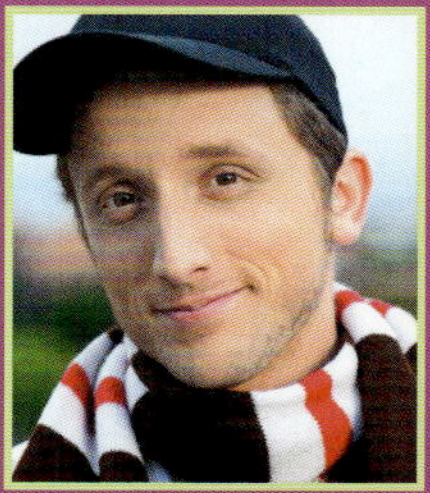

„Ich schaue mir die Etiketten auf den Lebensmitteln und die Nährwertangaben inzwischen sehr genau an. Ich habe gelernt, hinter welchen Begriffen sich Zuckerarten und Zuckeraustauschstoffe verbergen. Ich weiß heute, worauf ich achten muss."

Jan Christen

lungen besucht haben. Wenn die letzte Schulung mehrere Jahre oder gar Jahrzehnte zurückliegt, haben sich das Wissen über den Diabetes und die Behandlungsmöglichkeiten inzwischen gewandelt. Wenn Sie von den aktuellen Forschungsergebnissen profitieren wollen, lohnt es sich also, an einem strukturierten Schulungs- und Behandlungsprogramm teilzunehmen. Außerdem gerät über die Jahre manches in Vergessenheit. Im Alltag schleifen sich Gewohnheiten ein, die für den Blutzucker nicht optimal sind. In einer Schulung werden Ihre Kenntnisse und Fertigkeiten aufgefrischt. Sie sind wieder stärker motiviert, auf Ihre Gesundheit zu achten.

Schulungs-Teilnehmer sind seltener krank und besser eingestellt.

Wenn Sie sich für die intensivierte Insulintherapie entscheiden oder auf eine Insulinpumpe umsteigen, müssen Sie auf jeden Fall vorher an einem strukturierten Schulungs- und Behandlungsprogramm teilnehmen. Sie üben dort die selbstständige Anpassung der Insulindosis an die Mahlzeiten. Besondere Schulungen gibt es unter anderem auch für Patienten mit Diabetes und Bluthochdruck sowie zur Verbesserung der Hypoglykämie-Wahrnehmung.

Kapitel 6, S. 85: „Gesundheitschecks beugen Folgeschäden vor“

Wissenschaftler haben in mehreren Studien untersucht, was eine geeignete Diabetes-Schulung den Patienten bringt. Und sie haben festgestellt: Es lohnt sich teilzunehmen. Nach dem Besuch einer guten Schulung war der Langzeit-Blutzuckerwert (HbA1c) der Patienten gesunken. Trotzdem erlitten sie nicht häufiger oder sogar seltener Unterzuckerungen als Diabetiker, die keine entsprechende Schulung besucht hatten. Die Schulungsteilnehmer mussten seltener ins Krankenhaus und waren nicht so oft krankgeschrieben. Außerdem gönnten sie sich größere Freiheiten beim Essen. Also: Nichts wie hin zur strukturierten Schulung!

Wenn Sie noch unsicher sind, ob eine Diabetes-Schulung das Richtige für Sie ist, können Sie auf den nachfolgenden Seiten die Gründe notieren, die in Ihren Augen für bzw. gegen die Teilnahme sprechen, und aufschreiben, welche Erfahrungen Sie bereits mit Schulungen gemacht haben. Vielleicht fällt Ihnen die Entscheidung danach leichter.

Lesetipps

- Viktor Jörgens, Monika Grüßer:
  Mein Buch über den Diabetes mellitus
  Ein Ratgeber für alle Diabetiker, die eine intensivierte Insulintherapie durchführen. 23. Auflage 2014, Kirchheim + Co. GmbH, 156 Seiten, broschiert, 15,30 Euro, ISBN 978-3-87409-567-9

- R.Jäckle, R. Schrader, A. Hirsch, M. Dreyer:
  Gut leben mit Typ-1-Diabetes.
  Arbeitsbuch zur Basis-Bolus-Therapie. Anleitung zur intensivierten Insulintherapie, enthält viele Beispiele für Insulin-Dosisanpassung, eignet sich zur Schulungsbegleitung und zum Nachschlagen. 8. Auflage 2014, Urban & Fischer/Elsevier-Verlag, 239 Seiten, 29,99 Euro, ISBN 978-3-437-45757-9

Diabetes-Schulung pro und kontra

Wenn Sie noch schwanken, ob Sie (einmal wieder) eine Diabetes-Schulung besuchen sollen, notieren Sie hier, was dafür spricht – und was Sie zögern lässt.

Diese Fragen zum Diabetes und zur Behandlung sind bei mir noch offen:

Das verspreche ich mir von einer Diabetes-Schulung:

Ich zögere, mich anzumelden, weil ...

Was mir die Diabetes-Schulung gebracht hat

Erinnern Sie sich noch an Ihre letzte Diabetes-Schulung? Was ist bei Ihnen hängengeblieben? Was hat Ihnen besonders gut oder nicht so gut gefallen?

Meine letzte Schulung liegt .... Monate/Jahre zurück.

Ich erinnere mich an ...

Mir hat gefallen, dass ...

Mir hat nicht gefallen, dass ...

Wohnen, lieben, arbeiten – Suche nach neuen Perspektiven

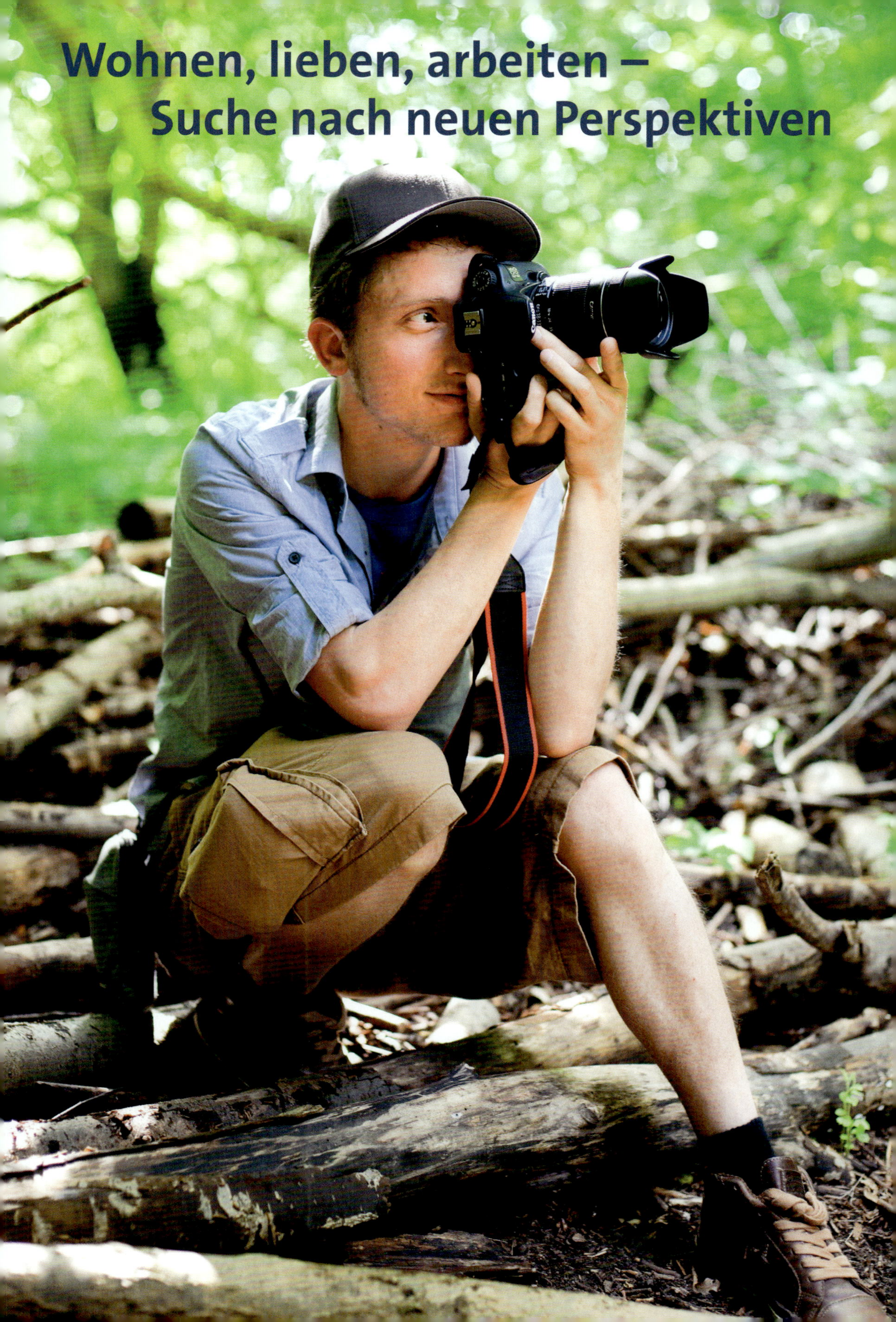

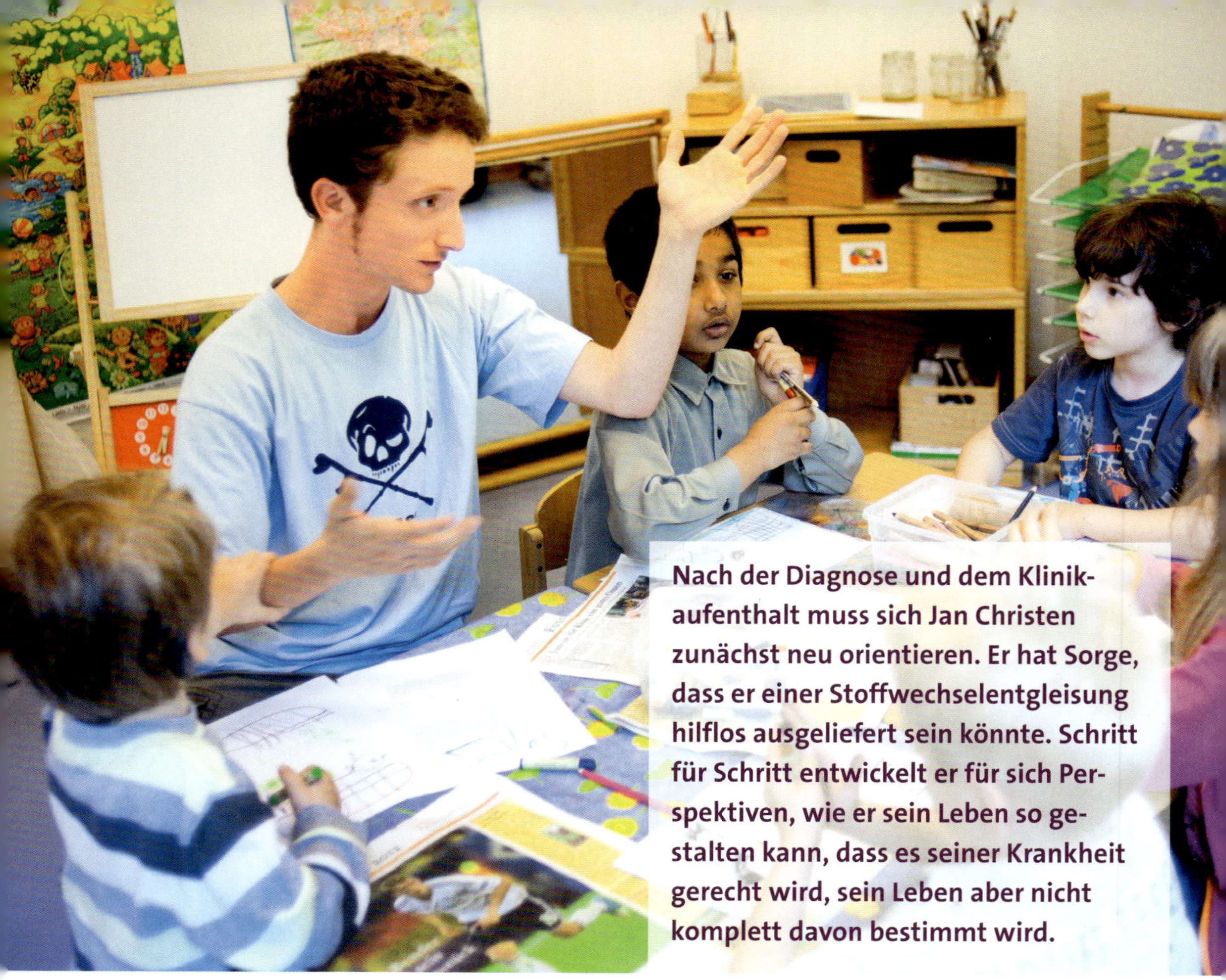

Nach der Diagnose und dem Klinikaufenthalt muss sich Jan Christen zunächst neu orientieren. Er hat Sorge, dass er einer Stoffwechselentgleisung hilflos ausgeliefert sein könnte. Schritt für Schritt entwickelt er für sich Perspektiven, wie er sein Leben so gestalten kann, dass es seiner Krankheit gerecht wird, sein Leben aber nicht komplett davon bestimmt wird.

Ich wollte kurz vor der Diagnose gerade das erste Mal allein in eine eigene Wohnung ziehen, weg von meiner Ex-Freundin, wollte durchstarten. Doch daraus wurde nichts. Nach den Gesprächen mit meinen Ärzten und meiner Familie schien es mir das Vernünftigste, wieder bei meinen Eltern einzuziehen. Wir haben eine Art Wohngemeinschaft gegründet. Ich habe meinen eigenen Bereich, in dem ich schalten und walten kann, wie ich will. Das funktioniert oft ganz gut, aber eben nicht reibungslos. Schwierig wird es, wenn ich mich zu lange nicht blicken lasse, also zum Beispiel einfach mal länger schlafen möchte am Wochenende. Anders als in einer normalen Wohngemeinschaft steht dann plötzlich meine Mutter oder mein Vater an meinem Bett und drängt darauf, dass ich aufstehe, sofort Blutzucker messe. Da steckt natürlich die Angst dahinter, es könnte eine Stoffwechselentgleisung vorliegen. Vor allem meine Mutter hat sich sehr intensiv mit dem Thema Diabetes auseinandergesetzt, sich informiert, was ich essen darf und was nicht, Bücher gewälzt, eine Liste mit Angaben zu den Broteinheiten verschiedener Lebensmittel neben dem Kühlschrank aufgehängt. Natürlich haben wir auch intensiv darüber gesprochen, wie es wäre, wenn ich woanders wohnen würde, zunächst vielleicht in einer normalen Wohngemeinschaft. Auf Dauer kann ich mir aber auch das nicht vorstellen. Ich möchte irgendwann schon meine eigene Wohnung haben. Deshalb denke ich auch über die Anschaffung eines Hundes nach, vielleicht sogar eines eigens ausgebildeten Diabetikerhundes. Toll fände ich einen Australian Shepherd, die sind unglaublich schlau. Ich habe mich auch schon mit einem anderen Diabetiker ausgetauscht, der einen Hund hat. Der ist zwar nicht speziell geschult, reagiert aber dennoch sehr sensibel auf die Blutzuckerschwankungen seines Herrchens. Die Vorstellung an sich finde ich sehr schön, denn ich bin ein echter Hundenarr. Ein Hund motiviert auch dazu, sich draußen zu bewegen und bringt Freude in den Alltag.

Wenn ich neue Leute kennenlerne, wundern die sich sowieso immer über meine Handtasche. Welcher Mann rennt schon mit solch einer Tasche rum. Also habe ich mir ein paar coole und witzige Sprüche zurechtgelegt. Die meisten werden dadurch stutzig und neugierig, lassen sich erklären, was ich da drin habe und weshalb ich die immer bei mir trage. Das gilt natürlich auch, wenn ich eine Frau kennenlerne. So schaffe ich es auch bei einem Date, nicht als der bemitleidenswerte Diabetiker dazustehen, der unbedingt bemuttert werden muss. Inzwischen lebe ich in einer glücklichen Beziehung. Leider wohnen wir noch in unterschiedlichen Städten, müssen deshalb immer fahren, wenn wir uns sehen wollen. Meine Partnerin unterstützt mich im Alltag mit dem Diabetes, ohne überbesorgt oder behütend zu sein. Das ist ganz wichtig: den Alltag gemeinsam leben, ohne ständig an den Diabetes zu denken und dennoch so, dass der gesunde Partner die Phasen, in denen ein Diabetiker frustriert, gleichgültig oder traurig ist, auffangen kann und im Gespräch bleibt. Im Grunde geht es doch darum, so viel Unterstützung und Hilfestellung zu geben, wie eben notwendig ist, aber nicht in eine Rolle zu schlüpfen, in der man der Kontrolleur des Diabetikers wird. Ob das gelingt, zeigt sich erst mit der Zeit. Dass meine Freundin sich intensiv über die Krankheit informiert und auch mal das Messgerät hält, wenn ich meinen Blutzucker testen muss, hat sich schon in den ersten Wochen bemerkbar gemacht.

> Für Jan Christen stand immer fest, dass für ihn die Arbeit mit Kindern nur zeitlich befristet infrage kommt. Er hatte ein klares Bild davon, was danach kommen sollte. Doch mit Diabetes ist manchmal ein Umweg nötig, um ans Ziel zu kommen.

Im Grunde ist es viel zu früh, um über meine weitere berufliche Laufbahn nachzudenken. Ich fühle mich wohl an meinem Arbeitsplatz, arbeite gerne mit „meinen" Kindern. Die Jungen und Mädchen wissen auch über meine Krankheit Bescheid, zumindest in dem Rahmen, in dem sie es verstehen können. Sie wissen, wenn um 9 Uhr mein Handy summt, verschwinde ich auf der Toilette, weil ich mich spritzen muss. Die finden es ganz spannend, wenn ich mich pikse und den Blutzucker messe. Ich könnte mich auch vor den Kindern spritzen. Aber die Eltern könnten es missverstehen, wenn ihr Kind zu Hause erzählt, dass ich in der Gruppe den Bauch frei mache.

Natürlich habe ich auch bei der Arbeit Notfallsets für den Fall eines Zuckerschocks deponiert. Aber spritzen darf mir das keine meiner Kolleginnen. Rein rechtlich gesehen, wäre das Körperverletzung, selbst wenn ich dazu die Erlaubnis gegeben habe. Gerade in einer Einrichtung wie der unseren wird das natürlich sehr genau genommen. Deshalb ist völlig klar, dass der Notarzt gerufen wird, sollte mein Stoffwechsel bei der Arbeit heftig aus der Spur geraten. Bislang ist mir das aber noch nie passiert und ich hoffe auch sehr, dass dies so bleibt.

Manchmal überlege ich schon, wie es in ein paar Jahren weitergehen könnte. Ich will ja hier nicht noch arbeiten, wenn ich der Großvater dieser Kinder sein könnte. Für mich

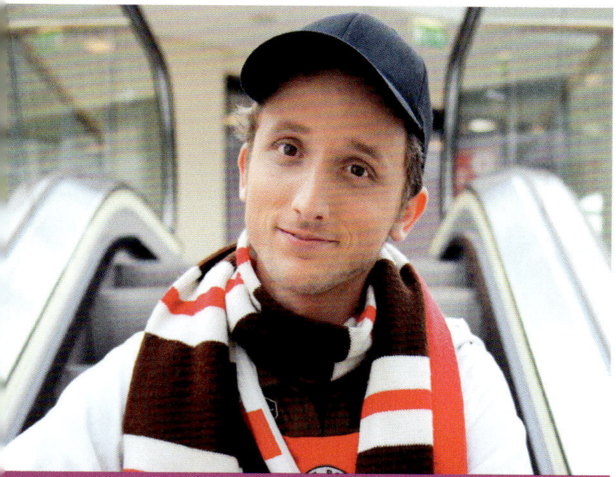

Man muss eben auch jemanden haben, dem man die Last mal hinschieben kann. Mir ist wichtig, dass meine Freundin sich damit auseinandersetzt, dass sie den Diabetes quasi mitlebt.

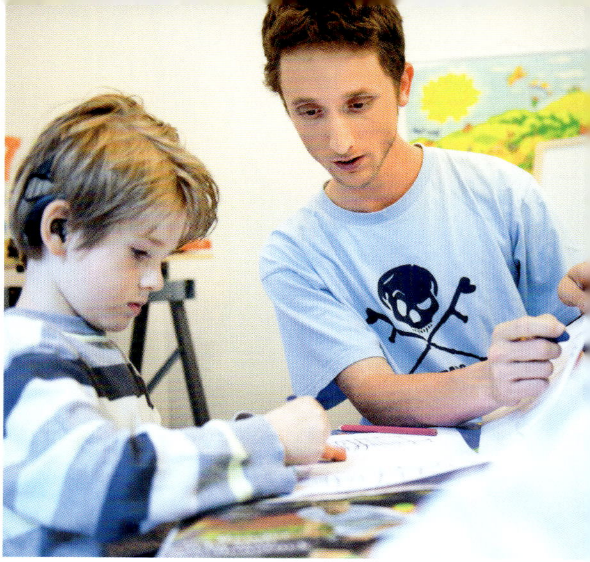

stand das aber von vornherein fest. Ich wollte irgendwann wieder in einem Wohnheim oder einer Wohngruppe arbeiten. Dort sind Nachtschichten notwendig, für die aus Kostengründen in der Regel nur ein Betreuer eingeteilt ist. Das kann ich aber nicht leisten. Da bereitet mir mein Diabetes schon Kopfzerbrechen. Ich habe darüber bereits mit meinen Ärzten gesprochen. Deren Ansage ist ganz klar: Allein Schichtdienst schieben geht nicht, schon gar nicht in einem solch sensiblen Bereich, in dem die Sicherheit Dritter berührt ist. Denn sollte mein Stoffwechsel während eines solchen Dienstes entgleisen, gefährde ich dadurch ja nicht nur mich, sondern auch die Bewohner, die in dieser Zeit praktisch auf sich allein gestellt wären. Wenn ich also wieder in einer Wohngruppe arbeiten wollte, müsste ich einen Arbeitgeber finden, der bereit ist, meine Nachtschicht immer mit zwei Leuten zu besetzen. Ich könnte aber zum Beispiel auch in Fördergruppen arbeiten, in der Heilpädagogik oder zum Beispiel in Bereichen wie dem heiltherapeutischen Reiten, der Musik- oder Ergotherapie. Ich muss mir intensiv darüber Gedanken machen, was ich möchte. Aber noch arbeite ich viel zu gerne hier.

Wie der Diabetes auf die Seele wirkt

9

»Das gute Zureden meiner Familie hat nichts genutzt. Ich würde es heute beschreiben als ein ganz tiefes Loch, in das ich gefallen bin. Ich glaubte, nie wieder herauszukommen.«

Elisabeth Flormann

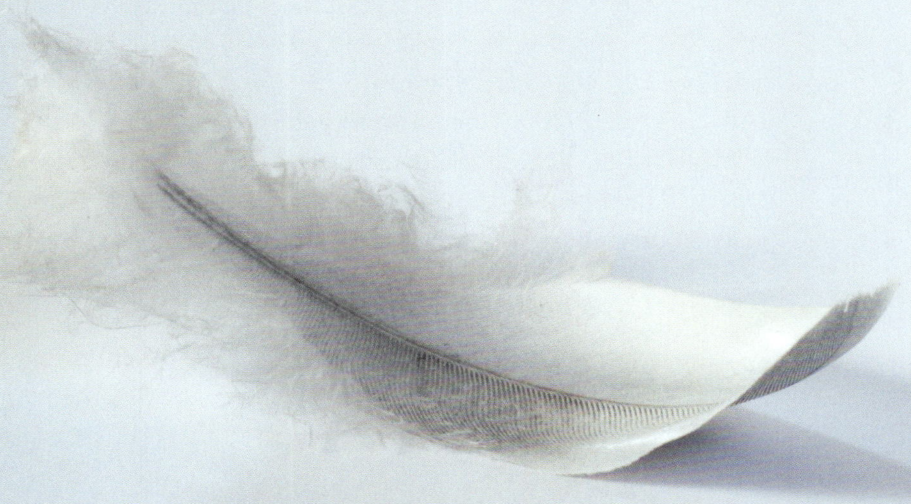

Der Diabetes hat körperliche Ursachen und wirkt sich in erster Linie auf den Körper aus. Weil die Bauchspeicheldrüse nicht mehr richtig arbeitet, spielt der Stoffwechsel verrückt. Doch die Zuckerkrankheit belastet auch die Seele, wirkt sich auf die Gefühlswelt aus. Wie stark, zu welcher Zeit, mit welchen Folgen und wie lange, das ist schwer vorherzusagen. Wichtig ist, dass Patienten, Behandlungspartner und Angehörige die seelische Seite des Diabetes nicht verdrängen, sondern kennen und in ihre Entscheidungen einbeziehen. Die Behandlung des Diabetes Typ 1 muss die Seelenlage des Patienten berücksichtigen, sonst wird sie auf Dauer erfolglos bleiben. Wenn Sie sich beispielsweise gegen die intensivierte Insulintherapie innerlich sträuben, weil Sie sich nicht dauernd mit dem Diabetes beschäftigen wollen und außerdem Angst vorm Spritzen haben, wird diese Form der Behandlung vermutlich scheitern. Wenn Sie unter seelischen Erkrankungen leiden, wie beispielsweise einer Depression oder einer Essstörung, kümmern sich im Rahmen des DMP Diabetes Spezialisten – Psychotherapeuten oder Psychiater – um Sie.

Ein Patentrezept für eine stabile Psyche gibt es nicht.

Wenn ein Freund stirbt, trauert jeder anders. Einer verstummt und versucht, den Verlust allein zu bewältigen. Ein anderer weint sich aus und sucht Trost im Gespräch. Einer betet, ein anderer flüchtet sich vielleicht in die Arbeit. Je nach Wesensart, Lebensweise, familiärem Hintergrund und abhängig von vielen anderen Bedingungen gehen Menschen sehr unterschiedlich mit Krisen um. Genauso vielfältig reagieren Patienten mit Diabetes auf ihre Erkrankung. Ein Patentrezept, mit dem Sie Ihre Psyche stabilisieren können, gibt es nicht. Wenn Sie sich aber mit den Gründen für Ihre aus den Fugen geratene Gefühlswelt befassen und von den Erfahrungen anderer hören, stürzen Sie nicht so leicht in abgrundtiefe Verzweiflung. Sie und Ihre Angehörigen können dann eher einschätzen, wie lange es reicht, auf die Selbsthilfe zu vertrauen, und wann es Zeit wird, einen Spezialisten zu fragen.

Das Fürchten lernen

Als Kind haben Sie sich vielleicht gewünscht, ein furchtloser Ritter zu sein oder eine furchtlose Räubertochter. Ein Leben ohne Angst gibt es in Wirklichkeit (leider?) nicht. Angst gehört zu den normalen menschlichen Gefühlen, genau wie Freude, Liebe und Stolz. Angst hilft, in manchen Situationen richtig zu reagieren. Allerdings kann Angst auch lähmen. Das Gefühl der Beklemmung und Lähmung – wenn Ihnen die Kehle wie zugeschnürt erscheint – löst sich langsam auf, wenn Sie der Angst furchtlos ins Auge schauen.

Viele Patienten mit Diabetes fürchten sich vor Folgeschäden. Auch die Angst vor Unterzuckerung kann das seelische Wohlbefinden beeinträchtigen. Ein wirksames Mittel gegen diese Ängste ist, die Zusammenhänge zu begreifen: Wie entstehen Folgeschäden und wie kann ich sie vermeiden? Wie kündigt sich eine Unterzuckerung an und wie reagiere ich darauf? Eine übermäßige Beschäftigung mit der Gefahr von Folgeschäden kann allerdings wiederum psychische Probleme hervorrufen. Das kann passieren, wenn Sie sich zu strenge, unrealistische Ziele für den Blutzucker setzen. Wenn Sie die hochgesteckten Ziele dauernd verfehlen, fühlen Sie sich entsprechend enttäuscht.

Zusammenhänge zu begreifen, ist ein wirksames Mittel gegen Angst.

Die größte Angst vieler Menschen ist die vor dem Tod. Wer sich jung und gesund fühlt, kann den Gedanken an das Sterben und den Tod leicht verdrängen. Der Diabetes erinnert daran, wie verletzlich der Körper und wie begrenzt das Dasein ist. Mit einer chronischen Krankheit wie dem Diabetes fällt es schwer, den Gedanken an den Tod beiseitezuschieben. Im Gegensatz zu unseren Vorfahren und Menschen manch anderer Kulturen haben wir in unserer modernen Gesellschaft kaum noch Antworten auf die Frage: Was kommt nach dem Tod? Es lohnt sich, diese Frage neu zu stellen und mit anderen darüber ins Gespräch zu kommen.

Erlauben Sie sich etwas

Mit der Angst vor Folgeschäden hängt eine andere Belastung zusammen: Die Zuckerkrankheit fordert große Disziplin. Jeden Tag wieder messen, rechnen, spritzen. Weil Sie sich dauernd um Körperfunktionen kümmern müssen, die normalerweise automa-

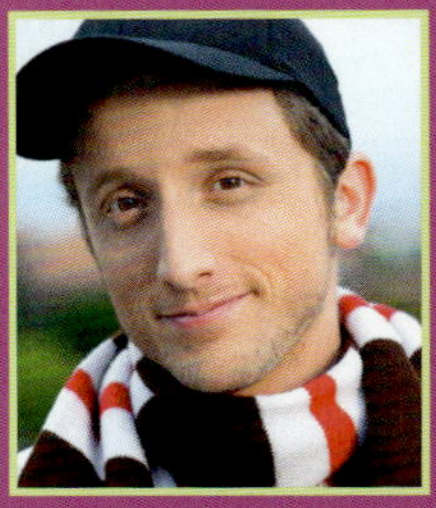

„An den Tod denke ich nicht. Viel mehr Angst als davor, womöglich früher zu sterben als andere, habe ich vor den Folgekrankheiten. Plötzlich nicht mehr sehen zu können, davor fürchte ich mich."

Jan Christen

tisch ablaufen, fühlen Sie sich möglicherweise eingeengt. Sie erleben den Diabetes als anstrengend. Mit dem Diabetes ist das Sich-gehen-Lassen viel schwieriger. Junge Patienten mit Diabetes und ihre Angehörigen merken das häufig sehr stark in der Pubertät. In dieser Entwicklungsphase sehnt sich der Mensch stärker als sonst nach Freiheit. Der Diabetes stört diese Sehnsucht. Er übt unangenehme Zwänge aus, weil sich vieles im Leben nach ihm richtet. Außerdem drängt er die Betroffenen in eine Sonderrolle. Gerade Halbwüchsige wollen jedoch zu den Gleichaltrigen gehören und nicht durch das Blutzuckermessen, Spritzen und das pünktliche Essen auffallen. So geht es manchmal auch erwachsenen Patienten, die Schwierigkeiten damit haben, beispielsweise gegenüber Kollegen den Diabetes „zuzugeben".

Kapitel 2, S. 23: „Entstehung des Diabetes und Grenzen der Therapie"

Der Psychologe Axel Hirsch, der selbst an Diabetes erkrankt ist, schlägt vor, bewusst einmal vom Diabetes Urlaub zu nehmen: „Wer eine Verschnaufpause braucht, kann ja leider nicht mit der Therapie aufhören, wenn er sich nicht gefährden will. Es gibt jedoch Formen, einmal vom Diabetes auszuspannen, indem man eine Weile nur noch das absolut Notwendige tut." Axel Hirsch hält eine begrenzte Phase des großzügigen Umgangs mit der Zuckerkrankheit für besser, als zu warten, bis „man gar nicht mehr anders kann und dann auch noch ein schlechtes Gewissen bekommt".

Sie bekommen Freispruch

Wer eine chronische Krankheit wie Diabetes hat, sucht häufig nach den Ursachen. Viele stellen sich die Frage: Habe ich selbst etwas getan oder unterlassen und deshalb Diabetes bekommen? Sie geben sich unter Umständen selbst die Schuld an der Erkrankung. Schuldgefühle belasten die Seele sehr stark. Im Zusammenhang mit Krankheiten wie dem Diabetes sind sie aber vollkommen unangebracht. Auch zeigt die Erfahrung, dass es kaum die Stimmung hebt, einen Schuldigen für etwas gefunden zu haben. Und die medizinischen Zusammenhänge beweisen außerdem ganz eindeutig, dass weder Sie noch andere Menschen die Verantwortung

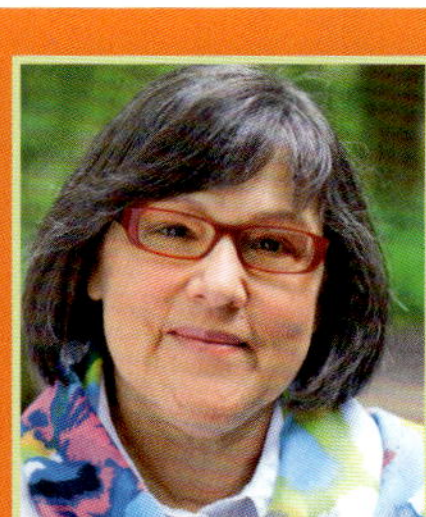

„Man hat mir angeboten, mit einer Therapeutin Gespräche zu führen. Das habe ich erst abgelehnt, weil ich solche Gespräche für unsinnig hielt. Aber es war dann doch gut, einfach mal über viele Dinge zu reden, die mich belastet haben."

Elisabeth Flormann

für die Entstehung der Zuckerkrankheit tragen. Die Sachlage ist klar – Sie bekommen Freispruch.

Bei psychischen Belastungen wie den hier angesprochenen Beispielen wirken gute Gespräche oft Wunder. Worüber Sie allein fast verzweifeln, erscheint im Gespräch mit Angehörigen, Freunden oder anderen Diabetes-Patienten in neuem Licht, verliert etwas von seinem Schrecken. Geteiltes Leid ist halbes Leid – das können Sie zum Beispiel in Selbsthilfegruppen erleben. In Diabetes-Selbsthilfegruppen treffen Sie Menschen, die über ihre Erfahrungen sprechen wollen und Ihnen zuhören. Sie tauschen sich über neue Therapierichtungen und die Erfahrungen mit Ärzten aus. In Deutschland gibt es rund 850 Selbsthilfegruppen für Diabetes-Patienten und ihre Angehörigen. Der Besuch einer Selbsthilfegruppe ist völlig unverbindlich. Wenn es Ihnen dort nicht gefällt – nicht jeder ist ein „Gruppenmensch" –, können Sie auch einfach wieder wegbleiben.

Selbsthilfegruppen können helfen, mit der Krankheit fertig zu werden.

Fragen Sie Profis

Der Diabetes beeinflusst auf vielfältige Weise die zwischenmenschlichen Beziehungen. Ein Problem können diabetesbedingte Potenzstörungen sein. Darunter leiden nicht nur die betroffenen Männer, sondern auch deren Partnerinnen. Diabetikerinnen wiederum klagen zum Teil über nachlassende Lust und andere sexuelle Probleme. Wenn Partner ihre Sexualität als unbefriedigend erleben, wirkt sich dies negativ auf die Lebensqualität aus. Allgemeine Fragen zu Potenzstörungen und sexuellen Problemen beantwortet Ihnen das Informationszentrum für Sexualität und Gesundheit am Universitätsklinikum Freiburg (Kontaktdaten auf Seite 153). Ihr Arzt kann Sie außerdem zur Beratung zum Facharzt (Urologe bzw. Gynäkologe) überweisen.

Scheuen Sie sich nicht, professionelle Hilfe in Anspruch zu nehmen, wenn Sie seelisch leiden. Erzählen Sie Ihrem behandelnden

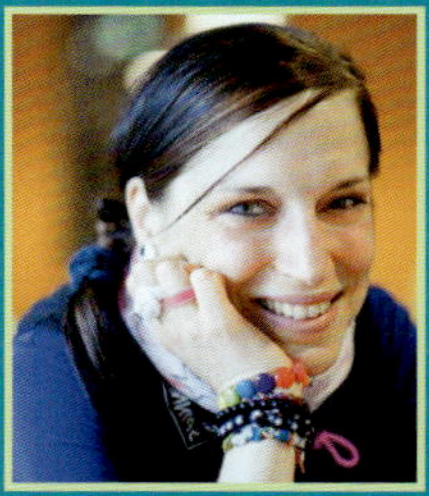

„Ein Psychologe kann eine echte Stütze sein, wenn man über so viele Jahre mit diesen Einschränkungen durch den Diabetes zu kämpfen hat. Ich finde es sehr wichtig, Hilfe in Anspruch zu nehmen, weil man entspannter in den Alltag geht und lernt, im Jetzt zu leben."

Stefanie Blockus

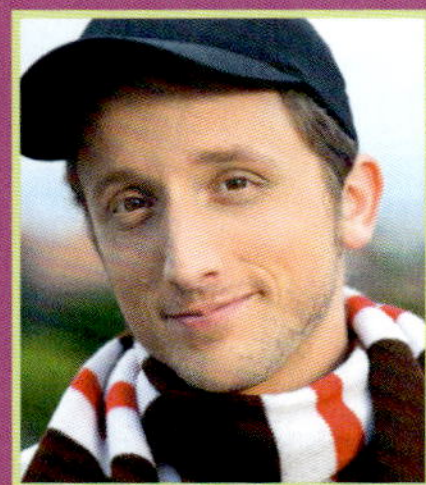

„Anfangs war ich schon sehr verunsichert und wollte wissen, worauf man beim Sex achten muss. Inzwischen weiß ich, dass ich mit diesem Problem nicht alleine bin. Gerade junge Diabetiker in der Pubertät befürchten häufig, dass sie womöglich gar keinen Sex haben können oder dass sie dadurch in eine Unterzuckerung kommen könnten."

Jan Christen

Arzt, wie Ihnen der Diabetes zu schaffen macht. Der Arzt kann Ihnen nur helfen, wenn er Ihre Beschwerden kennt. Das gilt für körperliche Beschwerden ebenso wie für psychische Störungen. Im Rahmen des DMP Diabetes Typ 1 prüft der behandelnde Arzt, ob Sie aus einer Psychotherapie Nutzen ziehen könnten. Er überweist Sie dann an einen Spezialisten. Das kann zum Beispiel bei Essstörungen und Depressionen erforderlich werden. Eine ganze Reihe von Psychologen und Psychotherapeuten haben besondere Kenntnisse und Erfahrungen mit Diabetes. Die „Arbeitsgemeinschaft für Psychologie und Verhaltensmedizin" führt ein Verzeichnis dieser Therapeuten.

Kapitel 11, Seite 152: „Adressen: Hier finden Sie Unterstützung"

Viele Menschen bewerten psychische Störungen und Erkrankungen negativ und haben Vorurteile gegenüber den therapeutischen Angeboten. Lieber ein gebrochenes Bein, als verrückt sein und in der Klapsmühle landen: Wir haben in unserer Gesellschaft psychische Probleme zum Tabu gemacht – wir sprechen möglichst nicht darüber. Damit versperren wir uns und anderen aber den Weg zu Hilfe und Heilung. Viele Patienten mit psychischen Problemen fühlen sich befreit, wenn sie es schaffen, über ihre Angst und andere belastende Gefühle zu sprechen. Auch Sie haben die Chance, ein offenes Ohr und Verständnis zu finden. Als ersten Schritt können Sie sich zunächst Ihre Ängste und Ihre Belastungen durch den Diabetes bewusst machen und notieren. Auf den folgenden Seiten haben Sie die Gelegenheit dazu.

Lesetipps

- Axel Hirsch:
  Diabetes ist meine Sache. Hilfen zum Umgang mit Angst, Wut und Traurigkeit, 2. Auflage 2001, Kirchheim + Co. GmbH, 256 Seiten, 16,40 Euro, ISBN 978-3-87409-342-2
- Rainer Paust, Heiner Ellebracht:
  Selbstbewusst mit Diabetes. Motivation, Selbstvertrauen, Kraftquellen, 1. Auflage 2004, Kirchheim + Co. GmbH, 125 Seiten, zahlr. Abb., Fotos und Tabellen, kartoniert, 12,50 Euro, ISBN 978-3-87409-378-1

Keine Angst?

Auch wenn Sie kein ängstlicher Typ sind, gibt es sicher Situationen, die Sie beunruhigen, die Ihnen Angst machen. Angst lässt aber meistens nach, sobald sie ins Bewusstsein dringt. Wenn Sie merken, wovor Sie sich fürchten, fällt Ihnen vielleicht auch ein, wie Sie der Gefahr begegnen können.

Vielen hilft es, mit anderen Menschen über die eigenen Ängste und Befürchtungen zu reden. Wenn Ihnen das unangenehm ist oder gerade kein geeigneter Gesprächspartner zur Verfügung steht, nehmen Sie sich ein bisschen Zeit und einen Stift. Schreiben Sie hier auf, wovor Sie Angst haben, wenn Sie an Ihren Diabetes denken.

Ich habe Angst, dass ...

Das Leben mit dem Diabetes wäre leichter, wenn ...

Schatten auf der Seele – Hilfe hat viele Gesichter

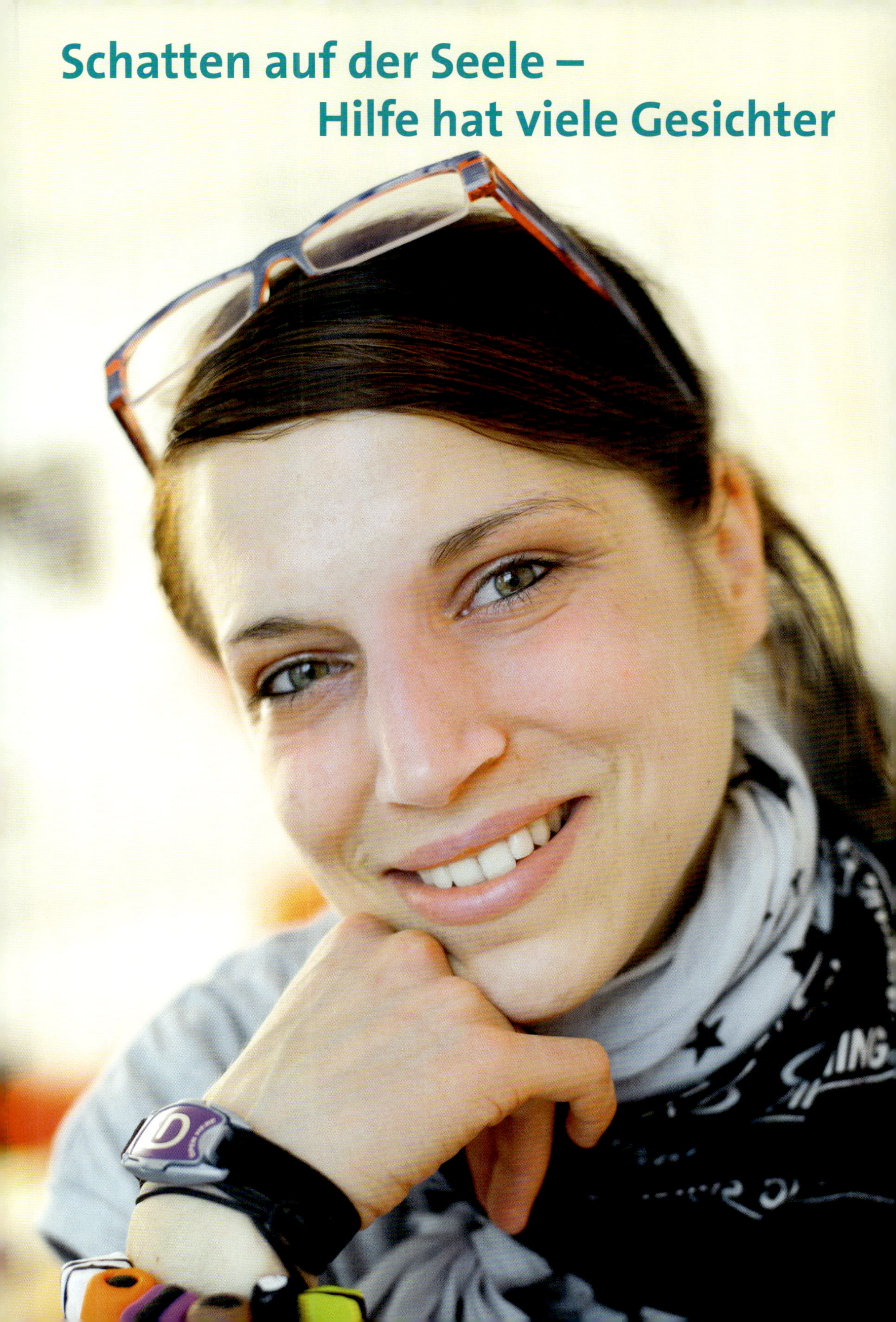

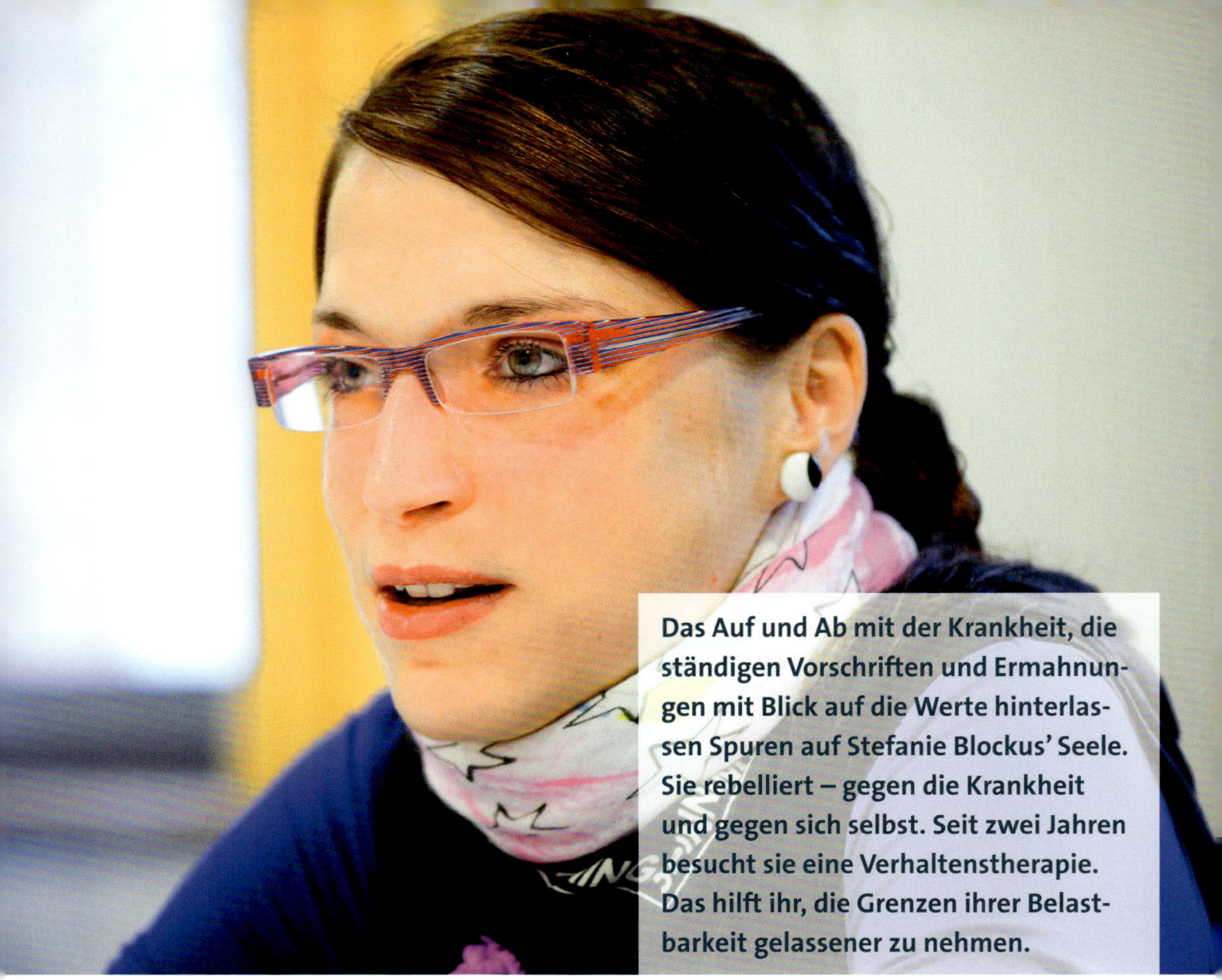

Das Auf und Ab mit der Krankheit, die ständigen Vorschriften und Ermahnungen mit Blick auf die Werte hinterlassen Spuren auf Stefanie Blockus' Seele. Sie rebelliert – gegen die Krankheit und gegen sich selbst. Seit zwei Jahren besucht sie eine Verhaltenstherapie. Das hilft ihr, die Grenzen ihrer Belastbarkeit gelassener zu nehmen.

Ich war schon immer sehr ehrgeizig, diszipliniert und zielstrebig. Deshalb habe ich in der Schule und im Beruf immer gedacht, ich müsse deutlich besser sein als die anderen, damit man mich trotz des Diabetes akzeptiert. Das hatte zur Folge, dass ich nicht offen über meine Krankheit gesprochen habe. Nicht jeder sollte davon wissen. In der Schule war das lange kein Thema. Die Klassenkameraden haben nicht gefragt, die hatten es vorher schon erfahren. Einige Lehrer haben wir informiert. Für meine ganz engen Freundinnen bin ich zu einer Art Ernährungsberaterin geworden. Die haben sich bei mir immer Tipps geholt. Davon abgesehen, habe ich mit niemandem darüber gesprochen.

Gleichzeitig konnte ich mit der übergroßen Fürsorge meiner Eltern nicht richtig umgehen. Meinen Vater habe ich ein einziges Mal in meinem Leben weinen sehen – als ich das erste Mal im Krankenhaus war. Er fühlte sich offenbar genauso überfordert mit der Situation wie ich. Aber vor allem meine Mutter hat ständig in den Tabellen nachgesehen, wie viele Broteinheiten im Essen sind. Und immer die Frage nach meinen Werten. Manchmal war es mir einfach zu viel, da habe ich dann auch schon mal geschwindelt. Meine Eltern haben mir auch gesagt, ich dürfe keinen Alkohol trinken – und ich bin mit Freundinnen losgezogen und hab es richtig krachen lassen. Manchmal wusste ich nicht, ob mir vom Kater so übel war oder von einer Unterzuckerung. Natürlich wusste ich, dass ich mit Alkohol besonders vorsichtig sein musste. Aber ich war ja nie allein unterwegs, fühlte mich deshalb sicher. Eine Zeit lang bin ich wirklich nachlässig und gedankenlos mit meinen Zuckerwerten und mit mir umgegangen. Nur in einem Punkt gab es nie ein Vertun: beim Autofahren. Da war ich schon immer richtig streng und pingelig, messe grundsätzlich davor meinen Wert. Dabei geht es ja schließlich nicht nur um mich, das kann auch für andere gefährlich werden.

Meine Mutter hat sich lange gewünscht, dass ich einen Beruf ergreife, der mit Gesundheit etwas zu tun hat, Apothekerin zum Beispiel. Im Hinterkopf hat dabei bestimmt die Hoffnung eine Rolle gespielt, dass ich umsichtiger mit mir umgehe, wenn ich auch beruflich immer auf dem neuesten Stand in puncto Ernährung und Gesundheit bin. Als ich magersüchtig wurde, fand sie das dann doch wieder nicht so eine tolle Idee. Denn das hat ihr gezeigt, dass dieses ständige Beschäftigen mit der Ernährung und dem Diabetes auch negative Auswirkungen haben kann.

Inzwischen achte ich stärker auf meinen Körper und mich. Das hat mit den zum Teil doch sehr belastenden Stoffwechselentgleisungen zu tun und mit den ersten Folgeerkrankungen, die ja leider schon feststellbar sind. Ausgerechnet während meines Studiums hat sich erstmals eine Neuropathie bemerkbar gemacht. Es hat lange gedauert, bis die richtige Diagnose gestellt wurde und ich die entsprechenden Medikamente bekam. Bis dahin hatte ich zum Teil höllische Schmerzen. In dieser Zeit bin ich wieder bei meinen Eltern eingezogen, habe mich bemuttern und pflegen lassen. Ich fürchtete sogar, die Arbeit an meiner Diplomarbeit unterbrechen zu müssen, so schlimm war das. Ich konnte nur noch stundenweise daran arbeiten. Unterstützt hat mich dabei auch Hendrik, mein Mann, mit dem ich zu dieser Zeit schon zusammen war. Wir haben ja das gleiche Studium absolviert, daher konnte er mir dabei sehr gut unter die Arme greifen. Außerdem habe ich erhöhte Leberwerte und eine Magenentleerungsstörung.

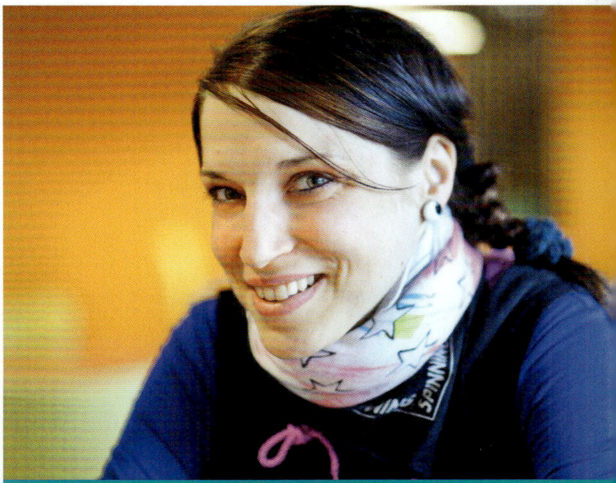

»Jeder hat irgendeine Macke. Wer damit gut leben kann, muss sich ja keine Hilfe holen. Ich komme manchmal nicht alleine klar. Durch die Therapie bin ich ausgeglichener und zuversichtlicher.«

All das wird bei den regelmäßigen Arztterminen kontrolliert, geprüft, ob der Zustand stabil geblieben ist oder sich verschlechtert hat. Das ist schon wichtig, das sehe ich auch ein. Aber ich gebe zu, dass ich auch immer ein wenig Angst habe vor diesen Terminen. Ich habe zwar ein sehr gutes Verhältnis zu meiner Diabetologin. Aber ich habe auch immer Angst vor dem Untersuchungsergebnis. Ich weiß zwar, dass der Langzeit-Blutzuckerwert keine Aussage darüber zulässt, welche Schwankungen die Werte im Tages- oder Wochenverlauf haben. Trotzdem habe ich mir zum Ziel gesetzt, meinen HbA1c-Wert noch etwas zu verbessern. Außerdem hoffe ich, dass ich durch die regelmäßigen Arztbesuche und eine vernünftige Blutzuckereinstellung das Voranschreiten der Folgeerkrankungen aufhalten kann.

Diabetes belastet die Psyche. Schon im Krankenhaus wird Stefanie Blockus psychologische Unterstützung angeboten. Auch im Zusammenhang mit ihrer Essstörung rät man ihr zu einer Therapie. Angenommen hat sie diese Hilfe erst viel später.

Heute weiß ich, dass mir frühe psychologische Unterstützung sicher das Leben leichter gemacht hätte. Aber ich war ein Teenager, ich habe das abgelehnt, weil ich fürchtete, andere könnten mich für verrückt halten. Irgendwie habe ich ja auch immer die Kurve gekriegt. Ich habe zunächst andere Wege gesucht, um mit diesen Belastungen fertig zu werden. Sehr geholfen hat mir meine Familie, in erster Linie meine Eltern und mein

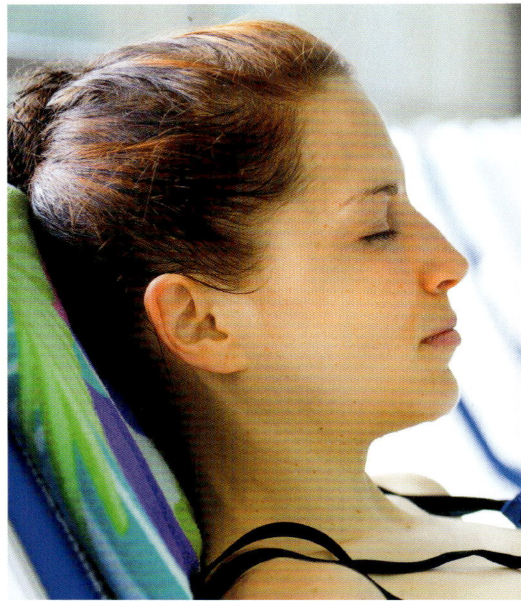

Mann. Vor allem Hendrik schafft es immer wieder, mir Mut zu machen. Wenn ich mal einen schlechten Tag habe, sagt er mir immer, morgen sieht die Welt wieder ganz anders aus... Das hilft mir dann, weil ich weiß, dass er recht hat, weil ich weiß, dass auf einen ganz fürchterlichen Tag meistens einer folgt, der viel besser ist. Er ist auch der Einzige, dem ich mich ganz öffne, bei dem ich auch Wut und Trauer rauslasse. Gemeinsam haben wir eine Strategie entwickelt, um zwischendurch mal Urlaub vom Diabetes zu machen. Wir nehmen uns eine Auszeit, gönnen uns einen Tag, an dem wir nur Dinge tun, die uns beiden Freude machen. Das ist für mich ganz besonders wichtig, zumal ich mich ja beruflich und privat ständig mit dem Thema Diabetes auseinandersetze.

Auch der Blog hilft mir, der Austausch mit anderen Betroffenen – im Internet, mit ei-

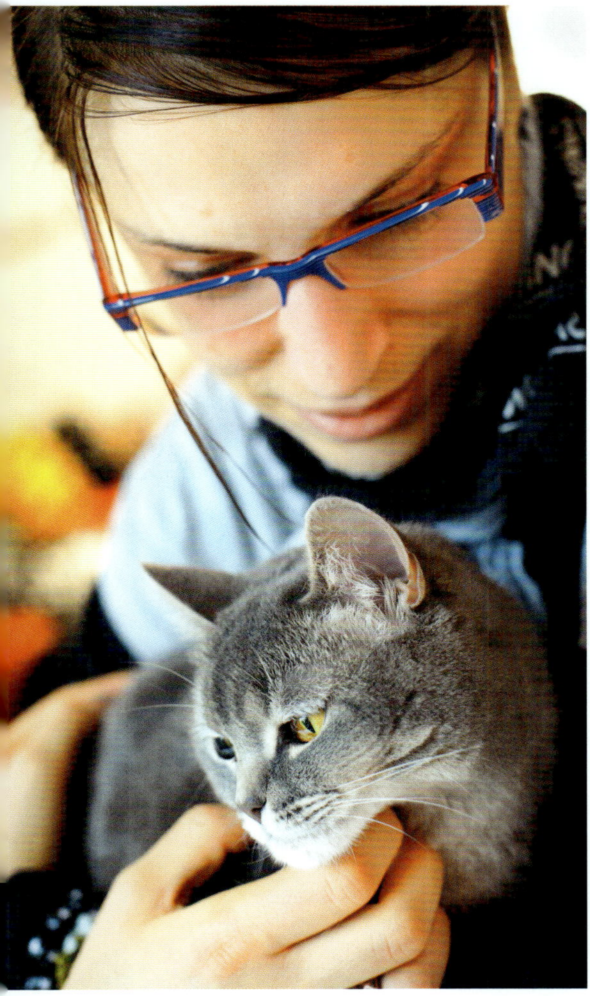

nigen wenigen auch persönlich. Wenn ich meine Beiträge fürs Internet schreibe, werde ich leichter mit den kleinen und großen Problemen des Diabetiker-Alltags fertig. Ich schreibe mir die Last quasi von der Seele. Manche Dinge veröffentliche ich gar nicht, schreibe sie nur. Meistens lasse ich vor der Veröffentlichung Hendrik mal draufschauen, frage ihn, ob das zu persönlich ist, meine Wut oder Trauer zu stark durchklingt.

Insgesamt bin ich mutiger geworden, spreche inzwischen offen über meine Erkrankung und scheue mich auch nicht mehr, professionelle Hilfe in Anspruch zu nehmen. Die Therapie, die ich seit zwei Jahren mache, hilft mir sehr. Hier lerne ich, mit meinen Ängsten umzugehen, sie in Worte zu fassen und Strategien zu entwickeln, wie ich ihnen und den Belastungen, die Diabetes ohne Zweifel mit sich bringt, begegnen kann. Und es soll niemand behaupten, dass ein Chaos der Blutzuckerwerte keine Belastung ist. Schließlich muss man täglich seine Werte im Blick behalten, die Mahlzeiten und sportliche Aktivitäten planen, hat nie Urlaub vom Diabetes, fragt sich sehr oft, was der nächste Tag wohl bringt – ohne Aussicht, dass das jemals endet. Letztlich muss jeder für sich entscheiden, wie er mit diesen Belastungen am besten umgeht. Ich kann nur sagen, dass ich so manchem Diabetiker den Mut wünsche, sich auf professionelle psychologische Hilfe einzulassen. Das ist ebenso wenig eine Schande wie der Diabetes selbst.

Klar empfinde ich meinen Diabetes immer noch als lästig, aber auch als Teil, der zu meinem Leben gehört, der mich geprägt hat und durch den ich viele spannende und liebenswerte Menschen kennengelernt habe.

Der Alltag mit dem Diabetes

10

»Bei der Führerscheinprüfung war ich ehrlich und habe meinen Diabetes angegeben. Jetzt muss ich jedes Jahr ein Attest vorlegen mit Angaben zu meinem HbA1c-Wert und dem Ergebnis einer Augenuntersuchung.«

Stefanie Blockus

von Dr. Hermann Finck,
Arzt und Sozialexperte
im Deutschen Diabetiker Bund

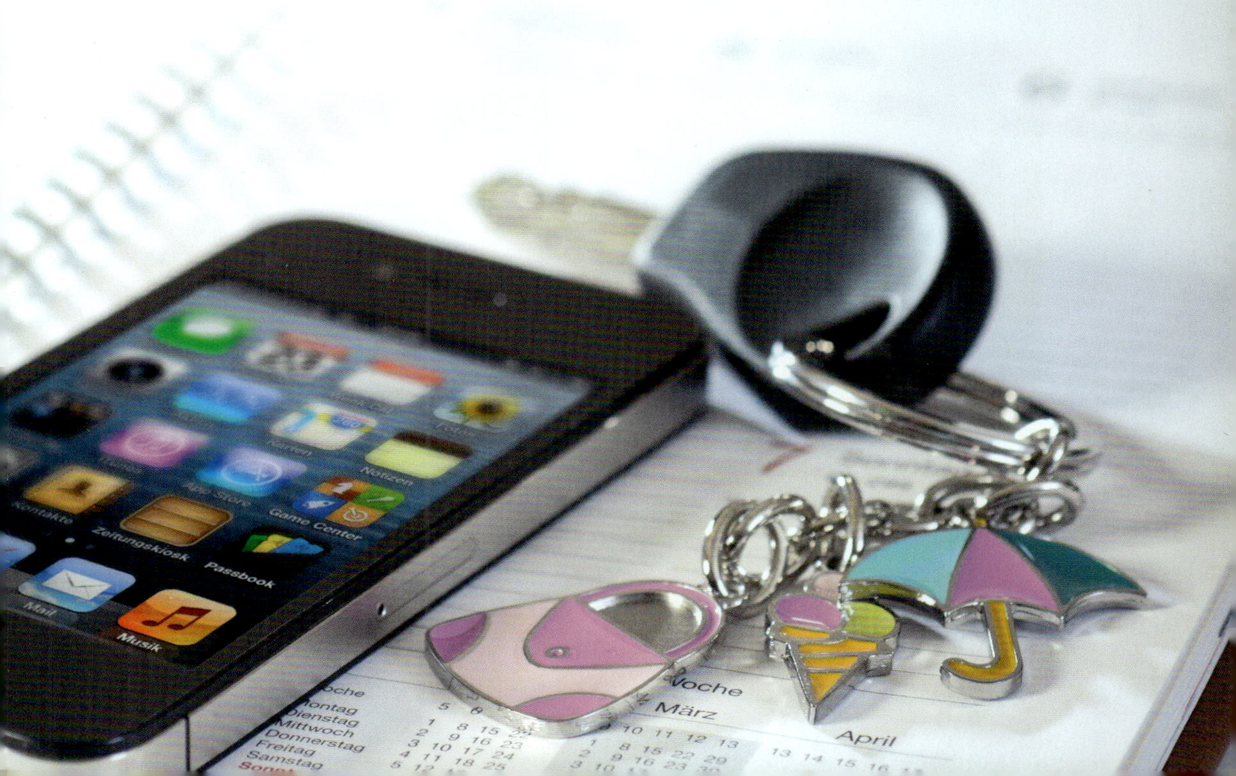

Und was machst Du beruflich? So lautet meist die zweite oder dritte Frage, wenn sich Menschen kennenlernen. Die Stellung in der Gesellschaft ist in hohem Maße abhängig von der Leistungsfähigkeit im Arbeitsleben. Über Ihren Beruf erwerben Sie sich nicht nur Lohn und Brot, Sie erhalten außerdem eine Gruppenzugehörigkeit und gewinnen gesellschaftliches Ansehen. Wie schwer es ist, soziale Anerkennung ohne Erwerbsarbeit zu bekommen, wissen Menschen, die ihren Arbeitsplatz verloren haben oder Frauen (und wenige Männer), die nicht berufstätig sind, weil sie sich Haushalt und Kindern widmen wollen.

Die eingeschränkte Leistungsfähigkeit kann soziale Auswirkungen haben.

Dauerhaft bestehende Krankheiten wie der Diabetes Typ 1 können die Leistungsfähigkeit mehr oder weniger einschränken. Zu den sozialen Auswirkungen des Diabetes gehören:

- stoffwechselbedingte Leistungseinschränkungen bei der Arbeit und in Freizeit und Familie
- Benachteiligung bei der Bewerbung um einen Arbeitsplatz oder beim Erhalt eines Arbeitsplatzes
- Fehlinformationen der Öffentlichkeit und negatives Image in den Medien, die das Selbstwertgefühl belasten
- Sonderbehandlung von Kindern und Jugendlichen mit Diabetes in Familie, Schule und Freizeit
- Schlechterstellung der Menschen mit Diabetes beim Abschluss von Versicherungen (private Kranken-, Lebens- und Unfallversicherungen)
- Benachteiligung bei Führerscheinangelegenheiten

Diabetes im Beruf

Kapitel 5, S. 69: „Tapferkeit hilft nicht“

Der Diabetes kann sowohl infolge von Unterzuckerungen als auch durch akute oder dauerhafte Überzuckerung die Leistungsfähigkeit einschränken. Während die Unterzuckerung meist nur kurzfristige Leistungseinbußen zur Folge hat, wirkt eine schlechte Stoffwechseleinstellung mit chronisch erhöhten Blutzuckerwerten längerfristig auf die körperliche Belastbarkeit. Diabetische Organkomplikationen wie Sehstörungen bis hin zur Erblindung, Durchblutungsstörungen, diabetisches Fußsyndrom oder Nierenfunktionsstörungen bis zum Nierenversagen verringern die Leistungsfähigkeit dramatisch. Patienten mit fortgeschrittenen Folgeerkrankungen können deshalb unter Umständen einer Berufstätigkeit nicht in vollem Umfang nachgehen.

Auch wenn die Störung des Zuckerstoffwechsels keine Folgeschäden nach sich gezogen hat, müssen Menschen mit Diabetes im Arbeitsleben immer noch mit Benachteiligungen rechnen. Der Zugang zu einigen Berufen kann aus Haftungsgründen oder aufgrund erhöhter Gefahr für den Betroffenen selbst oder für Dritte grundsätzlich oder bedingt ausgeschlossen sein.

Oft werden bei der Beurteilung der Einsatzfähigkeit und der Berufstauglichkeit von Menschen mit Diabetes veraltete berufsgenossenschaftliche Richtlinien von Arbeits- und Betriebsmedizinern zugrunde gelegt, in denen die Möglichkeiten der modernen Diabetestherapie nicht berücksichtigt werden. Dies führt auch heute noch dazu, dass Menschen mit Diabetes von vielen Berufen und Tätigkeiten ausgeschlossen werden, obwohl dieser Ausschluss bei Würdigung der individuellen Situation nicht gerechtfertigt ist. Bei der Beurteilung werden Ermessensspielräume oft nicht genutzt. Bestehen Sie, wenn Sie sich benachteiligt fühlen, auf einer Einzelfallprüfung. Suchen Sie Rat und Unterstützung bei Ihrem behandelnden Arzt und bei einem Sozialexperten des Deutschen Diabetiker Bundes.

Kapitel 11, S. 152: „Adressen: Hier finden Sie Unterstützung“

Das Leben versichern?

Häufig werden Menschen mit Diabetes beim Abschluss von privaten Versicherungen (Lebensversicherung, private Kranken- und Unfallversicherungen) schlechter gestellt. Entweder zahlen sie höhere Beitragssätze oder Risikozuschläge und/oder es gelten Sonderklauseln oder Haftungsbeschränkungen. Für manche Bereiche bekommen Sie wegen des Diabetes gar keine Versicherung, zum Beispiel für die Berufsunfähigkeit.

Die Ursache liegt darin, dass Versicherungsunternehmen Modellberechnungen oder versicherungsstatistische Erhebungen zugrunde legen, die nicht berücksichtigen, wie

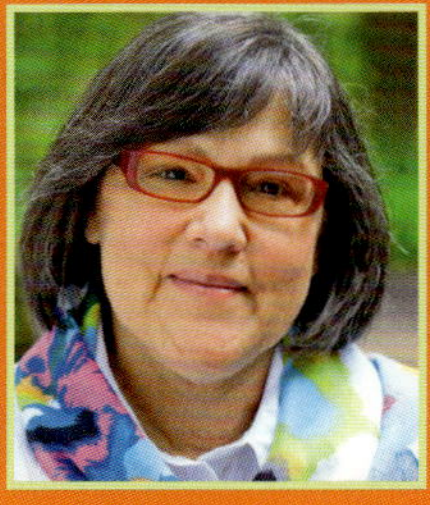

„Der Diabetes hat Phasen meines Lebens beherrscht, aber er hat nicht mein ganzes Leben beherrscht. Alles, was ich sonst gemacht habe, ob es meine Ausbildung war oder mein Beruf, meine Familie, all das war ungleich bedeutender.“

Elisabeth Flormann

die moderne Diabetestherapie in den letzten Jahren Gesundheit und Lebenserwartung von Diabetikern verbessert hat.

Die Schwierigkeiten, Versicherungen abzuschließen, haben weitere Konsequenzen: So fehlen für Firmengründungen und Darlehen Sicherheiten, wie sie beispielsweise Lebensversicherungen darstellen. Auch die finanzielle Absicherung der Familie und die Altersvorsorge, die zum Teil privat vorgenommen werden sollte, kann so für Menschen mit Diabetes erschwert sein. Geeignete Versicherungen finden sich nur sehr vereinzelt.

Wie gefährlich ist Autofahren?

Mobilität und Flexibilität sind Grundbedürfnisse in unserer Gesellschaft, sowohl im privaten als auch im beruflichen Bereich. Ein endgültiger Verlust des Führerscheins führt häufig auch zum Verlust des Arbeitsplatzes, nicht nur bei Busfahrern oder Lkw-Fahrern, die an insulinpflichtigem Diabetes erkranken.

Bei begründeten Zweifeln an der Fahrtauglichkeit oder der Eignung zum Führen von Fahrzeugen bestimmter Größenklassen können die Verkehrsbehörden die Vorlage fachärztlicher, amtsärztlicher und andere Gutachten anordnen. Menschen mit Diabetes werden jedoch häufig dadurch benachteiligt, dass sie für den Erhalt ihrer Fahrerlaubnis kostenaufwendige, sich regelmäßig wiederholende Begutachtungen akzeptieren sollen, obwohl keine konkreten Zweifel an ihrer Eignung zum Führen von Kraftfahrzeugen bestehen.

Die Verkehrsbehörden können die Vorlage ärztlicher Gutachten fordern.

Der Ausschuss Soziales der Deutschen Diabetes Gesellschaft hat 1997 vom Verkehrsministerium die Auskunft erhalten, dass Regelanfragen der Straßenverkehrsbehörden nach dem Vorliegen eines Diabetes beim Antrag auf einen Führerschein der Klassen A und B unzulässig seien. In Ausnahmefällen können Menschen mit Typ-1-Diabetes sogar den Führerschein Klasse C (Fahrzeuge über 3,5 Tonnen) und die Berechtigung zur Personenbeförderung bekommen.

Sicheres Autofahren setzt ein hohes Maß an Verantwortungsbewusstsein voraus. Für insulinspritzende Diabetiker heißt das nicht nur, die Verkehrsregeln einzuhalten, sondern auch alles bereitzuhalten, um eine Unterzuckerung beim Autofahren zu vermeiden.

Kapitel 5, S. 70: „Was Sie selbst bei leichter Unterzuckerung tun können"

Ins Ausland reisen?

Auch vor Fernreisen müssen Sie nicht mehr zurückschrecken. Allerdings sollten Sie wegen des Diabetes eine Reise sorgfältig vorbereiten. Sorgen Sie dafür, dass Sie alle Utensilien für die Therapie in mehr als ausreichender Menge im Gepäck haben – während der Flugreise alles im Handgepäck. Um das Insulin vor zu hohen oder zu niedrigen Temperaturen zu schützen, gibt es Hilfsmittel. Damit Sie am Flughafen nicht wegen der Insulinampullen, Spritzen und Injektionshilfen zurückgewiesen werden, brauchen Sie ein Attest (international verständlich, zum Beispiel deutsch/englisch) vom Arzt.

Fernreisen und Reisen in heiße Länder erfordern langfristige Planung.

Flugreisen mit Zeitverschiebung erfordern besondere Vorbereitung und Therapieanpassung sowie häufigere Selbstkontrollen. Die Sicherstellung der Versorgung mit Insulin auch in heißen Ländern und unter hygienisch schlechten Bedingungen erfordert langfristige Planung. Prüfen Sie vorher, ob Ihr Reiseveranstalter bereit ist, auf Ihre besonderen Bedürfnisse einzugehen. Denken Sie an den Abschluss einer Auslandskrankenversicherung.

Mehr zum Thema Diabetes und Soziales

Diabetes hat Auswirkungen auf viele Lebensbereiche, auf den Beruf, die Freizeitaktivitäten, die Rente und vieles mehr. Aktive Unterstützung in allen Lebensfragen bieten zahlreiche Selbsthilfegruppen und das Internet. Zwei wichtige Anlaufstellen sind:

- der Deutsche Diabetiker Bund
  Telefon: 030 420824-980
  Fax: 030 420824-9820
  www.diabetikerbund.de
- die Initiative „diabetesDE – Deutsche Diabeteshilfe"
  Telefon: 030 201677-0
  Fax: 030 201677-20
  www.diabetesde.org

Lesetipps

Oliver Ebert:
Das Diabetes-Rechtsfragen-Buch: Führerschein, Arbeitsplatz, Versicherungen. Die Ratgeber-Reihe der Zeitschrift Diabetes-Journal 5 mit Extra-Lexikon und Gesetzestexten. 1. Aufl. 2008, Kirchheim + Co. GmbH, 208 Seiten, broschiert, 17,90 Euro, ISBN 978-3-87409-450-4

Das Diabetes-Rechtsfragen-Buch informiert über die Rechtslage bei Problemen, mit denen Diabetiker in ihrem Alltag immer wieder konfrontiert werden. Rechtsanwalt Oliver Ebert gibt in diesem Buch Antworten auf die wichtigsten Fragen von Betroffenen, deren Angehörigen und des Schulungspersonals zu den Themen Beruf, Stellensuche, Schwerbehinderung und im Umgang mit Krankenkassen.

Von wegen alleine – Einmal im Monat ist Zuckerparty

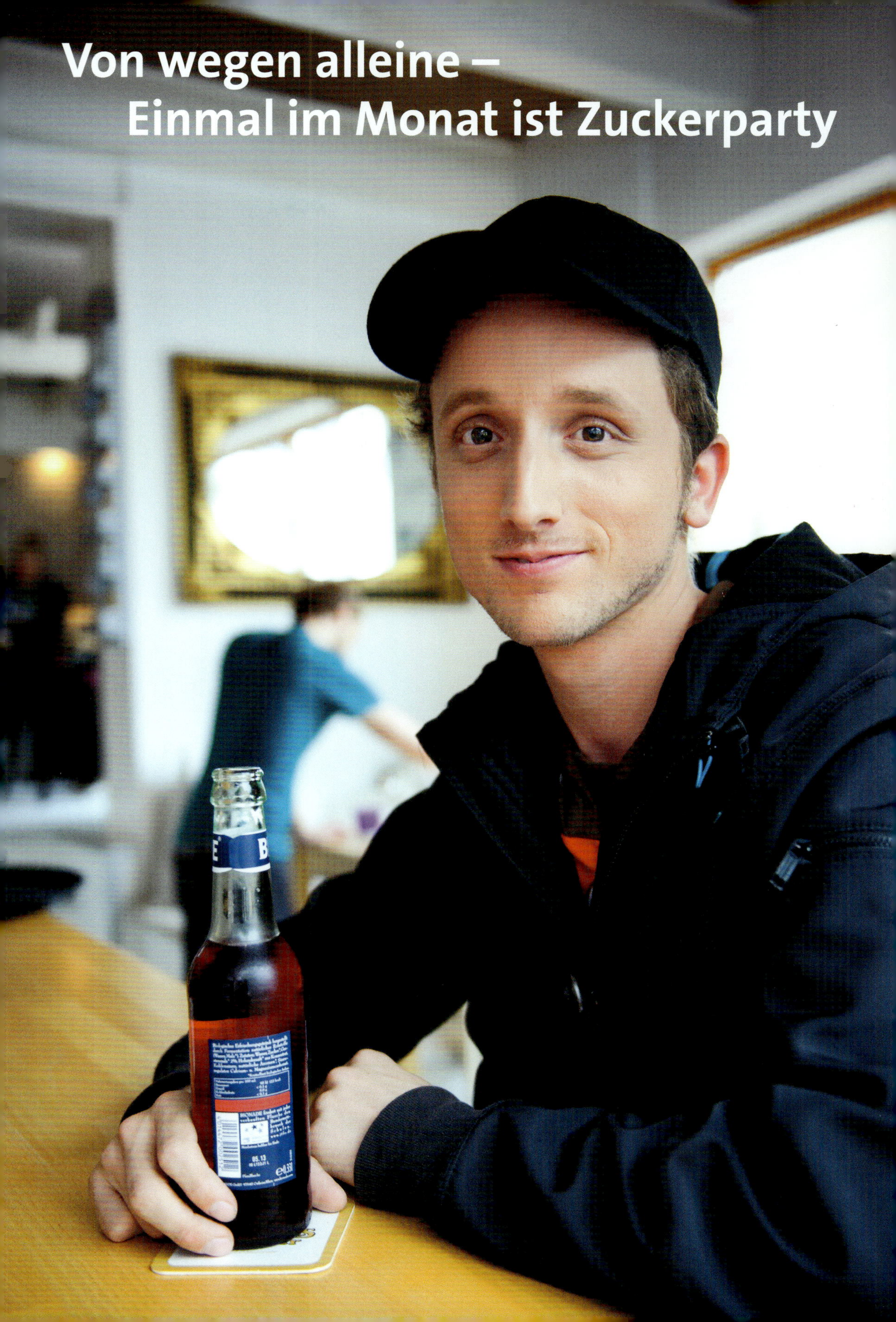

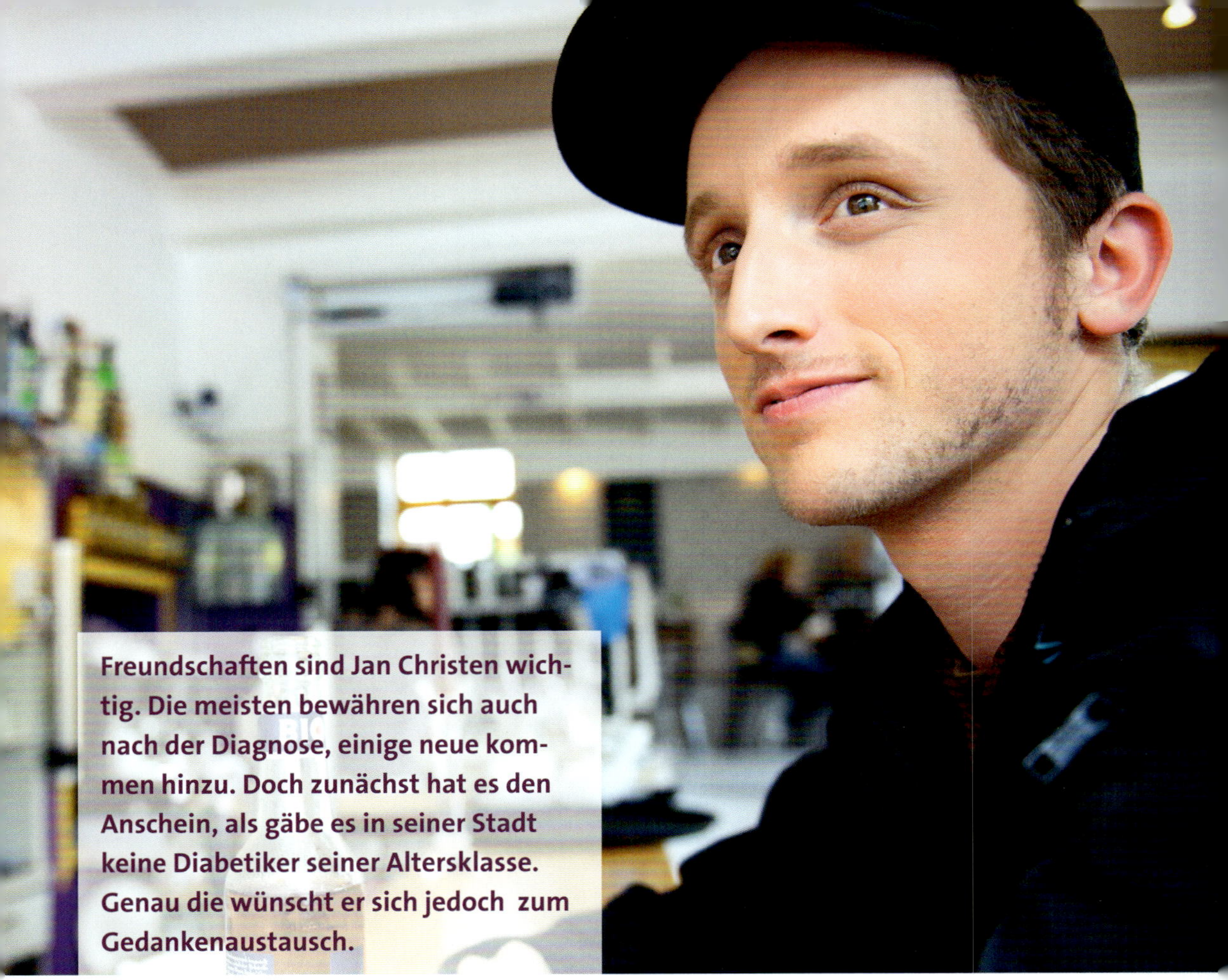

Freundschaften sind Jan Christen wichtig. Die meisten bewähren sich auch nach der Diagnose, einige neue kommen hinzu. Doch zunächst hat es den Anschein, als gäbe es in seiner Stadt keine Diabetiker seiner Altersklasse. Genau die wünscht er sich jedoch zum Gedankenaustausch.

Ich hatte schon immer einen verhältnismäßig großen Freundeskreis. Klar, bis zu meiner Diagnose habe ich mich ja auch immer um alles und jeden gekümmert. In dieser Hinsicht hat sich die Gewichtung inzwischen etwas verschoben. Ich würde zwar auch heute noch für einen guten Freund alles tun, wenn der in Schwierigkeiten ist. Aber nicht mehr auf der Stelle. Heute geht da meine Gesundheit vor. In dieser Hinsicht mussten meine Freunde, die keinen Diabetes haben, erst dazulernen. Im Krankenhaus selbst hat sich eine meiner stabilsten Freundschaften entwickelt. Ich kannte den Kumpel schon aus der Ausbildung, wir hatten uns aber ein wenig aus den Augen verloren. Als der hörte, dass ich wegen Diabetes in der Klinik bin, hat er mich besucht. Er kam täglich und brachte mir immer etwas mit. Wenn ich mit ihm unterwegs bin, ist es immer etwas Besonderes. Der Kerl kann noch so viel getrunken haben, er bringt mich immer nach Hause und klärt erst einmal, ob mit mir alles in Ordnung ist.

Natürlich gehe ich immer noch in meine Stammkneipe und auch auf Feten. Aber die wissen alle über meinen Diabetes Bescheid. Deshalb ist klar: meistens nur ein Bier, danach zuckerfreie Cola. Wenn Cocktail-Abend ist, bekomme ich hin und wieder mal einen Fingerhut zum Probieren, damit ich mitreden kann, wie das schmeckt. Bei Feten mit Büfett tu ich mich manchmal schwer, weil immer alles so lecker aussieht. Ich weiß zwar, welche Insulinmenge ich gespritzt habe, weiß auch, dass ich nachspritzen kann und dazwischen einfach einige Zeit warten muss. Aber das Abwarten fällt mir schwer, das nimmt mir manchmal die Lust. Anfangs habe ich mir immer eine Pappe besorgt und alles aufgeschrieben und zu Hause hatte ich ein richtig schönes Diabetiker-Tagebuch. Das war sozusagen eine doppelte Buchführung. Zurzeit stört mich das wieder so, dass ich überhaupt nicht Buch führe. Meine Kumpels möchte ich nicht missen, die sind einfach toll. Aber wenn es um Diabetes geht, können sie natürlich nicht mitreden.

Jan Christen machte die Erfahrung, dass die meisten Diabetiker deutlich älter sind als er. Damit unterschieden sich die Lebensumstände so stark, dass es ihm schwerfiel, sich bei ihnen Lösungen für seine Probleme abzuschauen.

Anfangs habe ich mich im Internet informiert, mich auch an dem ein oder anderen Blog beteiligt. Das ist schon toll: Du kannst nicht schlafen, setzt nachts um zwei eine Botschaft ab und keine zehn Minuten später hast du eine Antwort. Du tauschst dich mit wildfremden Menschen über alle möglichen Aspekte der Krankheit aus. Sogar über Sexualität, welche Probleme da auftreten können und wie man damit umgeht, auch mit Mädels, die du gar nicht kennst. Also ganz ohne Flirt, es geht nur um sachliche Informationen. Aber zum einen macht dich das Internet mit seiner Flut an Informationen, manchmal widersprüchlichen Hinweisen mit der Zeit verrückt, zum anderen willst du auch gar nicht alles wissen. Für mich ist zudem der direkte Kontakt ganz wichtig. Irgendwann bin ich über das Internet auf einige junge Diabetiker gestoßen, die in Braunschweig und der näheren Umgebung leben, habe mich mit ihnen getroffen. Inzwischen sind wir etwa zehn Leute und treffen uns einmal im Monat. Manchmal sind nur vier, fünf Leute da, ein anderes Mal auch alle. „Zuckerparty" nennen wir das. Wenn wir heute in unserem Stammlokal auftauchen, steht ganz schnell vor jedem eine zuckerfreie Cola. Außer meiner Freundin sind das die Leute, die mir im Umgang mit dem Diabetes derzeit den größten Rückhalt geben.

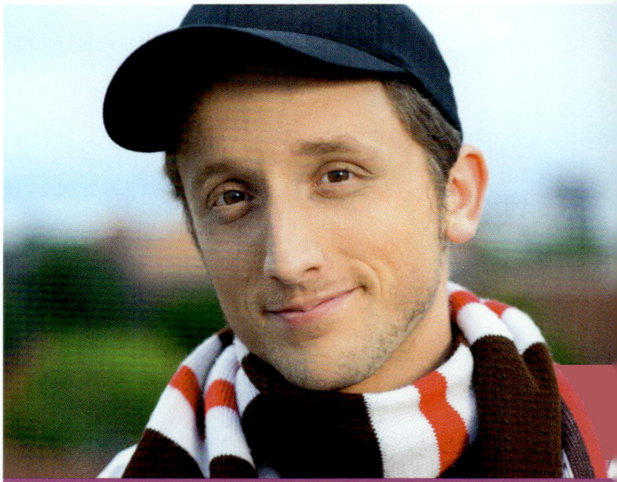

„Der Austausch mit anderen ist mir wichtig. Aber ich weiß auch, dass ich meine Erfahrungen selbst machen muss. Jeder ist anders, unsere Körper funktionieren nicht alle nach Schema F."

Anhang

11

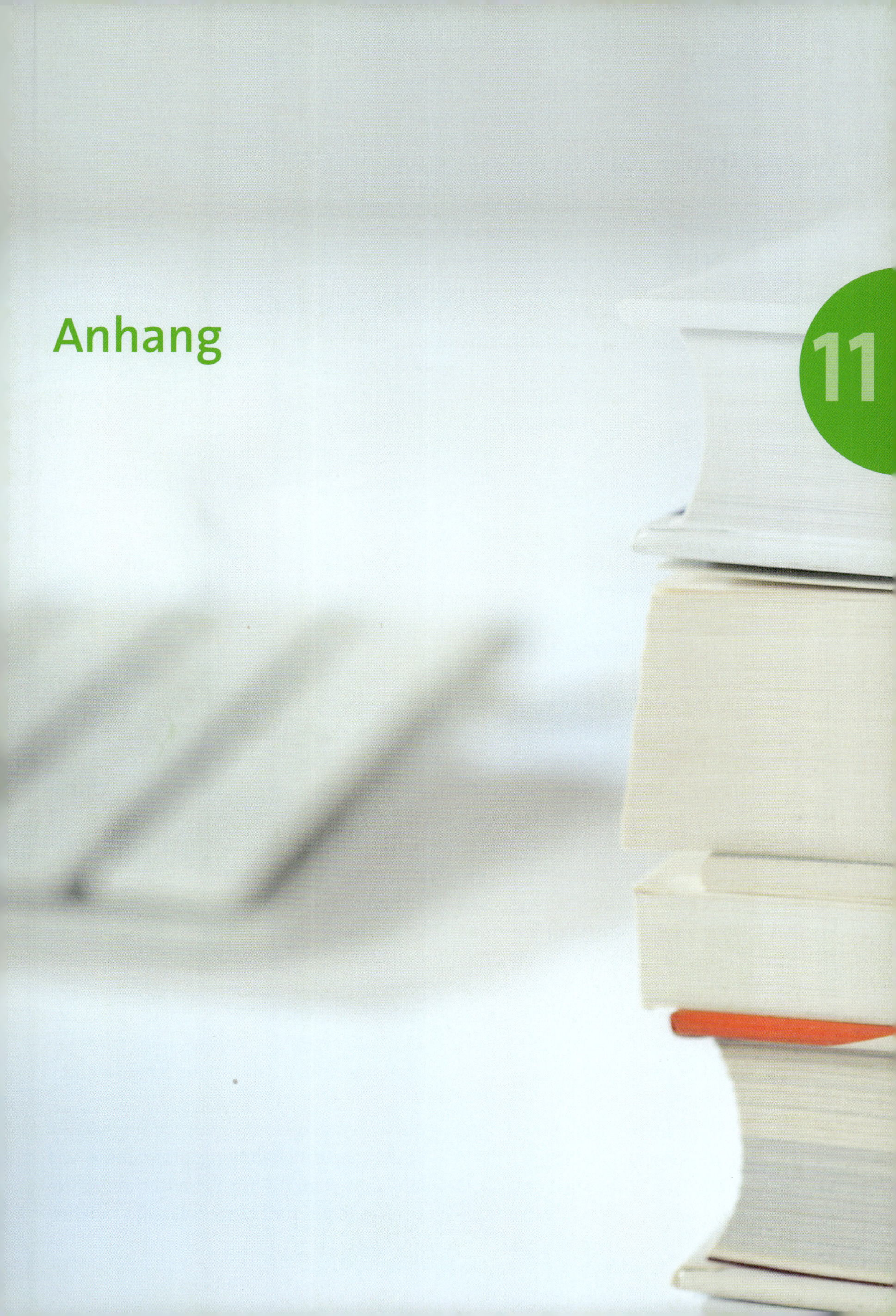

Was heißt denn das? Verzeichnis einiger Fachausdrücke

Bauchspeicheldrüse: griechisch: Pankreas. In bestimmten Zellen der Bauchspeicheldrüse wird das Hormon Insulin hergestellt. Es wird nach einer kohlenhydrathaltigen Mahlzeit in die Blutbahn abgegeben und gelangt zu Leber, Muskelgewebe und Fettzellen, wo es jeweils unterschiedlich wirkt. In der Leber führt Insulin zum Beispiel zum Aufbau der Zuckerspeicherform (Glykogen), an den Muskel- und Fettzellen fördert das Hormon den Einstrom von Glukose in die Zellen. Insulin vermindert den Abbau von Körperfett.

Blut: Das Blut besteht aus Blutflüssigkeit (Blutplasma) und den Blutzellen. Wenn das Blut mit allen seinen Bestandteilen gemeint ist, wird auch von Vollblut gesprochen. In der Blutflüssigkeit sind der Blutzucker, das Bluteiweiß, Fette und Blutsalze sowie viele weitere Stoffe gelöst und können so zu den Organen des Körpers transportiert werden. Zu den Blutzellen gehören die weißen und roten Blutkörperchen sowie die Blutplättchen.

Blutzucker: Glukose (Traubenzucker), wird im Blut gelöst zu den Organen transportiert. Der Blutzuckerspiegel kann mit Blut aus der Fingerkuppe oder dem Ohrläppchen mit Teststreifen von den Patienten selbst gemessen werden oder er wird mit Blut aus der Vene im Labor bestimmt.

Broteinheit: Maßeinheit zur Berechnung der Kohlenhydratmenge in Lebensmitteln und Mahlzeiten. Eine Broteinheit entspricht 12 Gramm Kohlenhydraten. In Austauschtabellen sind die Kohlenhydratmengen der üblichen Lebensmittel und Speisen verzeichnet. Broteinheiten sind heute kaum noch gebräuchlich, haben sich aber auf Lebensmittelpackungen gehalten. Patienten und Berater rechnen jetzt meist mit Kohlenhydrateinheiten (10 Gramm Kohlenhydrate) oder Schätzeinheiten (10-12 Gramm Kohlenhydrate). Wichtig für Diabetiker, zum Beispiel bei der Bekämpfung einer Unterzuckerung, ist außerdem der „glykämische Index“. Vollkornprodukte haben beispielsweise einen niedrigen glykämischen Index. Sie erhöhen den Blutzucker nur langsam und nicht so stark wie beispielsweise Honig, der einen hohen glykämischen Index hat.

Cholesterin: Cholesterin ist ein Baustoff der Zellwände und Nerven und wird beim Aufbau von Gallensäure, Vitamin D und Hormonen benötigt. Er wird durch die Nahrung aufgenommen und vom Körper selbst in der Leber produziert. Cholesterin wird durch Eiweißmoleküle transportiert (Lipoproteine). Erhöhte Cholesterinkonzentrationen im Blut haben einen wichtigen Anteil an der Entwicklung von Atherosklerose (Gefäßverkalkung).

Dialyse: künstliche Blutwäsche. Das Blut wird außerhalb des Körpers über Filter geleitet und so von den Giftstoffen gereinigt.

Disease-Management-Programme (DMP): Strukturierte Behandlungsprogramme wie AOK-Curaplan, die für Patienten mit chronischen (dauerhaft bestehenden) Krankheiten die Qualität der medizinischen Versorgung verbessern sollen.

Glukagon: Hormon aus der Bauchspeicheldrüse. Glukagon ist Gegenspieler des Insulins: Es erhöht den Blutzuckerspiegel.

Glukose: Traubenzucker. Der Zucker wird im Körper in Form von Traubenzucker durch das Blut zu den Körperzellen transportiert und kann so zur Energiegewinnung genutzt werden. In der Leber und den Muskeln wird Traubenzucker als Glykogen gespeichert.

Glykämischer Index: Maß für die Blutzuckerwirksamkeit der Lebensmittel (siehe auch unter Broteinheit). Glukose hat einen glykämischen Index von 100.

Glykogen: Speicherform von Traubenzucker in den Körperzellen. Besteht aus Ketten von Traubenzucker, die miteinander vernetzt sind.

HbA1c: bezeichnet den Anteil von Hämoglobin A (HbA, einem Teil des roten Blutfarbstoffes), der sich mit dem Blutzucker verbunden hat. Wie hoch dieser Anteil ist, hängt von der Höhe des Blutzuckerspiegels und von der Dauer hoher Blutzuckerspiegel ab. Der HbA1c-Wert gibt Auskunft über die Blutzuckereinstellung der letzten zwei bis drei Monate.

Hyperglykämie: Überzuckerung, extrem hohe Blutzuckerspiegel. Die Hyperglykämie kann beispielsweise als Folge eines Fehlers bei der Therapie mit der Insulinpumpe auftreten. Unbehandelt kann die Hyperglykämie zum diabetischen Koma (siehe unten) führen.

Hypoglykämie: Unterzuckerung. Bei einer Hypoglykämie werden Blutzuckerwerte von 50 mg/dl (2,8 mmol/l) Glukose und weniger gemessen. Bei Werten ab 60 mg/dl (3,3 mmol/l) sollten Patienten mit Typ-1-Diabetes gegensteuern, um eine massive Unterzuckerung abzuwenden. Anzeichen einer Unterzuckerung können Unruhe, Heißhunger, Herzklopfen, Zittern sein. Andere Symptome entstehen durch den Zuckermangel im Gehirn (zum Beispiel Kopfschmerzen, Konzentrationsschwäche, Vergesslichkeit, Sprachstörungen). Die Beschwerden hängen davon ab, wie schnell die Unterzuckerung eintritt und wie hoch der Blutzuckerspiegel zuvor war.

Insulin: Hormon aus der Bauchspeicheldrüse (siehe oben). In der Diabetesbehandlung werden Humaninsulin und Analoginsulin eingesetzt. Das Humaninsulin ist genau wie das menschliche Insulin aufgebaut. Bei Analoginsulin (Kunstinsulin) bewirkt eine zusätzliche Veränderung im Molekül eine schnellere Aufnahme nach dem Spritzen oder eine besonders lange Wirkdauer.

Ketoazidose: Eine Ketoazidose kann sich bei schwerem Insulinmangel entwickeln. Sie ist Ausdruck einer Stoffwechselentgleisung, bei der wegen des Insulinmangels vermehrt Fettsäuren zur Energiegewinnung abgebaut werden. Dabei entstehen die Ketone. Sie können nicht vollständig verwertet werden. Die Blutübersäuerung durch Ketonkörper kann in kurzer Zeit lebensbedrohlich werden.

Ketonurie: Ausscheidung von Ketonkörpern im Urin.

Kohlenhydrate: Kohlenhydrate sind aus Zuckerbausteinen zusammengesetzt. Sie kommen vor allem in pflanzlichen Nahrungsmitteln vor – zum Beispiel in Form von Stärke oder Zucker. Sie werden vor der Aufnahme in den Organismus durch Amylasen (Stärke spaltende Verdauungsenzyme) zerlegt.

Koma, diabetisches: Ohnmacht, Bewusstseinsverlust als Folge einer Überzuckerung.

Makroalbuminurie: Eine Albuminkonzentration im Urin, die 200 Milligramm pro Liter Urin übersteigt. Sie zeigt ein fortgeschrittenes Stadium der Nierenerkrankung an.

Mikroalbuminurie: Geringe, aber übernormale Mengen des Eiweißstoffes Albumin werden wegen einer Nierenfunktionsstörung in den Urin ausgeschieden.

Makroangiopathie: makro = groß, Angiopathie = Erkrankung der großen Blutgefäße.

Mikroangiopathie: mikro = klein, Angiopathie = Erkrankung der haarfeinen Blutgefäße.

Millimol: Tausendstel Mol. Ein Mol ist die Menge einer Substanz, deren Gewicht in Gramm dem Molekulargewicht entspricht. Glukose hat ein Molekulargewicht von 180.

Nierenschwelle: Als Nierenschwelle wird die Konzentration eines Stoffes bezeichnet, bei dem er nicht mehr von der Niere zurückgehalten und mit dem Urin ausgeschieden wird. Die Nierenschwelle für Zucker beträgt bei einer gesunden Niere 180 bis 200 mg/dl (10,0 bis 11,1 mmol/l).

Nierenversagen: Endstadium der Nierenfunktionsstörung. Bei der Niereninsuffizienz (Leistungsschwäche der Niere) verbleiben die Stoffe, die durch die Niere ausgeschieden werden müssen, in zunehmendem Grade im Körper. Im Endstadium der Niereninsuffizienz verursachen diese Substanzen Störungen anderer Organe.

Pen: Ein Pen ist ein Gerät, mit dem Insulin unter die Haut gespritzt wird. Sein Name leitet sich von der Form ab, die einem Füllfederhalter (englisch: pen) ähnelt.

postprandial: Nach der Mahlzeit.

Rezeptorenblocker: Rezeptoren sind spezielle Eiweiße in der Oberfläche oder im Inneren von Körperzellen, an die ein Botenstoff ankoppeln kann. Durch das Ankoppeln wird eine Veränderung ausgelöst und/oder eine Reaktion in Gang gesetzt. Stoffe, die diesen Mechanismus blockieren, nennt man Rezeptorenblocker. Beta-Rezeptorenblocker werden gegen Bluthochdruck eingesetzt.

Symptome: Zeichen für eine Krankheit.

Triglyceride: Fette, die aus Glycerin und Fettsäuren bestehen. Beim Abbau von Körperfett oder Nahrungsfett entstehen Fettsäuren. Sie werden teilweise mit Glycerin zu Triglyceriden umgebaut und in das Blut abgegeben. Bei Insulinmangel wird mehr Fett abgebaut, daher befinden sich im Blut mehr Triglyceride.

Zucker: Ein Oberbegriff für verschiedene Substanzen. Es gibt einfache Zucker (Monosaccharide), die aus einem Zuckermolekül bestehen. Dazu gehören Traubenzucker (Glukose), Fruchtzucker (Fruktose) und Galaktose. Die Disaccharide setzen sich aus zwei Zuckerbausteinen zusammen: zum Beispiel Haushaltszucker aus Traubenzucker und Fruchtzucker oder Malzzucker aus zwei Traubenzucker-Molekülen. Polysaccharide (zum Beispiel Stärke) bestehen aus vielen, miteinander verbundenen Traubenzucker-Molekülen. Im Zellstoffwechsel wird vor allem Traubenzucker zur Energiegewinnung genutzt.

So rechnen Sie die Blutzuckereinheiten um

Der Blutzucker kann in zwei verschiedenen Einheiten gemessen werden:
In Milligramm pro Deziliter (Abkürzung: mg/dl) und in Millimol pro Liter (Abkürzung: mmol/l).

Um von einer Einheit in die andere umzurechnen, multiplizieren Sie mit folgenden Umrechnungsfaktoren:
Von mg/dl in mmol/l: mit 0,05551 multiplizieren
(Beispiel: Der Blutzuckerwert beträgt 130 mg/dl. 130 x 0,05551 = 7,2 mmol/l)
Von mmol/l in mg/dl: mit 18,01 multiplizieren
(Beispiel: Der Blutzucker beträgt 5 mmol/l. 5 x 18,01 = 90 mg/dl)

mg/dl →	mmol/l
40	2,2
60	3,3
80	4,4
100	5,6
120	6,7
140	7,8
160	8,9

mg/dl →	mmol/l
180	10,0
200	11,1
220	12,2
240	13,3
260	14,4
280	15,5
300	16,7

Adressen: Hier finden Sie Unterstützung

AOK – Die Gesundheitskasse
Über AOK-Curaplan Diabetes informiert Sie Ihre örtliche AOK-Geschäftsstelle. Schauen Sie bitte außerdem im Internet unter www.aok.de

Arbeitsgemeinschaft Diabetes und Psychologie, DDG
Dr. phil. Dipl.-Psych. Bernhard Kulzer
Diabetes-Zentrum Mergentheim
Theodor-Klotzbücher-Str. 12
97980 Bad Mergentheim
Tel.: 07931 594-151
Fax: 07931 594-89151
E-Mail: kulzer@diabetes-zentrum.de
(Psychotherapeuten-Verzeichnis im Internet unter www.diabetes-psychologie.de oder Versand gegen frankierten DIN A4-Umschlag)

Bundesarbeitsgemeinschaft Selbsthilfe e.V.
Kirchfeldstr. 149
40215 Düsseldorf
Tel.: 0211 31006-0
Fax: 0211 31006-48
E-Mail: info@bag-selbsthilfe.de
www.bag-selbsthilfe.de

Deutscher Diabetiker Bund e.V. (DDB)
Bundesgeschäftsstelle
Käthe-Niederkirchner-Str. 16
10407 Berlin
Tel.: 030 420824-980
Fax: 030 420824-9820
E-Mail: info@diabetikerbund.de
www.diabetikerbund.de

Deutsche Diabetes Gesellschaft (DDG)
(wissenschaftl. Fachgesellschaft)
Geschäftsstelle Berlin
Albrechtstr. 9
10117 Berlin
Tel.: 030 3116937-0
Fax: 030 3116937-20
E-Mail: info@ddg.info
www.deutsche-diabetes-gesellschaft.de

Deutscher Podologenverband (DPV) e.V.
Verband staatlich geprüfter und anerkannter medizinischer Fußpfleger und Podologen
Kilianstr. 69
33142 Büren
Service-Telefon (Mo. und Fr. 10 - 13 Uhr)
Tel.: 0171 7827644
Fax: 02951 938365
E-Mail: info@podologen.de
www.podologen.de

diabetesDE – Deutsche Diabetes-Hilfe
Geschäftsstelle
Albrechtstr. 9
10117 Berlin
Tel.: 030 201677-0
Fax: 030 201677-20
E-Mail: info@diabetesde.org
www.diabetesde.org

Informationszentrum für Sexualität und Gesundheit (ISG) e.V.
Geschäftsstelle:
c/o Universitätsklinikum Freiburg
Hugstetter Str. 55
79106 Freiburg
Tel.: 0180 5558484 (0,14 Euro/Min.
Mobilfunk max. 0,42 Euro/Min.,
Mo. + Mi. 16 - 18 Uhr, Fr. 10 - 12 Uhr)
www.isg-info.de

Insuliner – Selbsthilfegruppen insulinpflichtiger DiabetikerInnen
Anneliese Kuhn-Prinz
Vor dem Dickenhahn 25
56472 Dreisbach
Tel.: 02661 91766-44
Fax: 02661 91766-54
E-Mail: verlag@insuliner.de
www.insuliner.de

Internationale Vereinigung diabetischer Sportler (IDAA) Deutschland e.V.
Ärztehaus Schönhauser Allee
Praxis Dr. Andrea Paulus
z. Hd. Ulrike Thurm
Schönhauser Allee 118
10437 Berlin
Tel./Fax: 030 42808068
E-Mail: thurm@idaa.de
www.idaa.de

Nationale Kontakt- und Informationsstelle zur Anregung und Unterstützung von Selbsthilfegruppen (NAKOS)
Otto-Suhr-Allee 115
10585 Berlin
Tel.: 030 310189-60
Fax: 030 310189-70
(Di., Mi., Fr. 10 - 14 Uhr, Do. 14 - 17 Uhr)
E-Mail: selbsthilfe@nakos.de
www.nakos.de

Lesetipps

Über den Diabetes sind sehr viele Bücher geschrieben worden. Wir haben hier eine kleine, subjektive Auswahl zusammengestellt, die keinen Anspruch auf Vollständigkeit erhebt. Die aufgeführten Bücher eignen sich überwiegend für medizinische Laien.

Ulrike Thurm, Bernhard Gehr:
Diabetes- und Sportfibel
Mit Diabetes weiter laufen
Medizinische Grundlagen und Erfahrungsberichte zu über 20 Sportarten – von Betroffenen für Betroffene.
3. Auflage 2009, Kirchheim + Co. GmbH, 446 Seiten, kartoniert, 19,90 Euro
ISBN 978-3-87409-457-3

Axel Hirsch:
Diabetes ist meine Sache
Hilfen zum Umgang mit Angst, Wut und Traurigkeit
2. Auflage 2001, Kirchheim + Co. GmbH, 256 Seiten, kartoniert, 16,40 Euro
ISBN 978-3-87409-342-2

Oliver Ebert:
Das Diabetes-Rechtsfragen-Buch
Führerschein, Arbeitsplatz, Versicherungen
Die Ratgeber-Reihe der Zeitschrift Diabetes-Journal 5 mit Extra-Lexikon und Gesetzestexten.
1. Auflage 2008, Kirchheim + Co. GmbH, 208 Seiten, kartoniert, 17,90 Euro
ISBN 978-3-87409-450-4

Renate Jäckle, Renate Schrader, Axel Hirsch, Manfred Dreyer:
Gut leben mit Typ-1-Diabetes
Arbeitsbuch zur Basis-Bolus-Therapie
Ein zuverlässiger und hilfreicher Begleiter für alle, die lernen müssen, ihr Leben als insulinpflichtiger Diabetiker neu zu gestalten. Die Fülle an Informationen verschafft Kompetenz für die Selbsttherapie und hilft individuelle Regeln für die „Basis-Bolus-Therapie“ zu finden.
8. Auflage 2014, Urban & Fischer/Elsevier-Verlag, 239 Seiten, 29,99 Euro
ISBN 978-3-437-45757-9

Eberhard Standl, Hellmut Mehnert:
Das große Trias-Handbuch für Diabetiker
Typ 1 und Typ 2: Alles was Ihnen hilft
9. Auflage 2010, Trias Verlag, 304 Seiten, 24,95 Euro, ISBN 978-3-83043-887-8.

Birgit Kuhn:
Diabetes, Schwangerschaft & Kinderglück
Der Ratgeber für Diabetikerinnen
Der größte Wunsch von schwangeren Diabetikerinnen ist ein gesundes Kind! Noch in den 70er-Jahren rieten Fachleute prinzipiell von einer Schwangerschaft bei Diabetes ab: Das Risiko für Mutter und Kind war nicht einzuschätzen. Zum Glück ist das heute nicht mehr so.
1. Auflage 2004, Kirchheim + Co. GmbH, 70 Seiten, kartoniert, DIN A5, 11,50 Euro, ISBN 978-3-87409-377-4

Viktor Jörgens, Monika Grüßer:
Mein Buch über den Diabetes mellitus
Ein Ratgeber für alle Diabetiker, die eine intensivierte Insulintherapie durchführen
23. Auflage 2014, Kirchheim + Co. GmbH, 156 Seiten, broschiert, 15,30 Euro
ISBN 978-3-87409-567-9

Ulrike Thurm, Bernhard Gehr:
CGM- und Insulinpumpenfibel
Bei Dir piept's ja!
Einsteiger erfahren hier, was sie von der Insulinpumpentherapie und/oder der kontinuierlichen Glukosemessung (CGM) erwarten können.
2., überarbeitete Auflage 2013, Kirchheim + Co. GmbH, 474 Seiten, broschiert, 24,90 Euro, ISBN 978-3-87409-535-8

Monats-Zeitschrift Diabetes-Journal
Offizielles Organ des Deutschen Diabetiker Bundes
Kirchheim-Verlag
Postfach 2524
55015 Mainz
www.diabetes-journal.de

Webtipps

www.deutsche-diabetes-gesellschaft.de
Homepage der medizinischen Fachgesellschaft, enthält medizinische Standards und Qualitätskriterien, richtet sich an Fachleute.

www.diabeticus.de
Diabetes-Info-Server: Beiträge von Betroffenen, Web-Links, Infos zu rechtlichen Grundlagen, Literaturhinweise und vieles mehr.

www.diabetikerbund.de
Homepage des Deutschen Diabetiker Bundes (DDB) e. V., größte und älteste Selbsthilfeorganisation der Diabetiker in Deutschland.

www.diabetesde.org
Homepage von diabetesDE mit umfangreichen Informationen zum Thema Diabetes. Die Organisation „diabetesDE" ist vom Verband der Diabetes-Beratungs- und Schulungsberufe (VDBD) und von der Deutschen Diabetes Gesellschaft (DDG) gegründet worden.

www.diabetes-journal.de
Homepage der Monatszeitschrift aus dem Kirchheim-Verlag.

www.diabetes-psychologie.de
Homepage der Arbeitsgemeinschaft "Diabetes und Psychologie" der Deutschen Diabetes Gesellschaft und des Vereins „Diabetes und Psychologie e.V.". Online-Suche nach auf Diabetes spezialisierten Psychotherapeuten möglich.

www.hochdruckliga.de
Homepage der Deutschen Hochdruckliga e. V. DHL, enthält spezielle Informationen für Patienten.

www.idaa.de
Homepage der internationalen Vereinigung diabetischer Sportler (IDAA) Deutschland e.V.

www.insuliner.de
Homepage der Selbsthilfegruppen insulinpflichtiger Diabetiker, mit Chatroom, Möglichkeit die Insuliner-Zeitschrift oder das E-Paper zu abonnieren, Liste von Selbsthilfegruppen in der Nähe sowie von Ansprechpartnern zu verschiedenen Themen, z. B. Augenprobleme, Schwangerschaft, Sozialrecht etc. .

www.nakos.de
Homepage der Nationalen Kontakt- und Informationsstelle zur Anregung und Unterstützung von Selbsthilfegruppen (NAKOS).

Die hier aufgeführten Internetadressen stellen lediglich eine Auswahl dar, die keinen Anspruch auf Vollständigkeit erhebt. Bei vielen Internetseiten ergeben sich Links zu anderen Seiten im Internet. Auf die Gestaltung und die Inhalte der Internetpräsentationen hat die AOK keinen Einfluss. Deshalb schließt die AOK hiermit vorsorglich und ausdrücklich jegliche Gewähr, Haftung und Verantwortung für die Richtigkeit der Inhalte dieser und der verlinkten Seiten aus.

Notizen

Notizen

Notizen

Notizen